藏医药浴疗法

主编 才 多

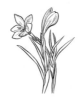

全国百佳图书出版单位
中国中医药出版社
·北 京·

图书在版编目（CIP）数据

藏医药浴疗法 / 才多主编 . — 北京：中国中医药
出版社，2022.1
ISBN 978-7-5132-7282-7

Ⅰ．①藏⋯　Ⅱ．①才⋯　Ⅲ．①藏医—药浴疗法　Ⅳ．
① R291.408

中国版本图书馆 CIP 数据核字（2021）第 223060 号

中国中医药出版社出版

北京经济技术开发区科创十三街 31 号院二区 8 号楼
邮政编码　100176
传真　010-64405721
山东百润本色印刷有限公司印刷
各地新华书店经销

开本 880×1230　1/32　印张 7.25　字数 160 千字
2022 年 1 月第 1 版　2022 年 1 月第 1 次印刷
书号　ISBN 978-7-5132-7282-7

定价　49.00 元
网址　www.cptcm.com

服 务 热 线　010-64405510
购 书 热 线　010-89535836
维 权 打 假　010-64405753

微信服务号　**zgzyycbs**
微商城网址　**https://kdt.im/LIdUGr**
官方微博　**http://e.weibo.com/cptcm**
天猫旗舰店网址　**https://zgzyycbs.tmall.com**

如有印装质量问题请与本社出版部联系（010-64405510）

《藏医药浴疗法》
编 委 会

主　　编　才　多
副 主 编　郭新峰　　何　瑶
编　　委（按姓氏笔画排序）

仁　增　　吕恒勇　　刘　意　刘英华　次卓玛
关确才让　许　洪　　李　真　李敏敏　吴金鹏
何　瑶　　何志玲　　余必伟　张书昊　陆震鸣
岳　萍　　周云霞　　胡甜甜　殷　佳　郭新峰
黄　河　　崔　峰　　谢倩文　赖　昕　赖佳琪

学术秘书　刘　意　　殷　佳

前　言

　　藏医药浴是藏医外治疗法的重要领域，是在藏医药理论指导下，充分利用雪域高原的道地药材，以药液为介质，针对本地区常见病和疑难病形成的独特外治技术，具有应用历史久、适用范围广、临床优势明显、可及性强等优势。

　　藏医药浴起源于藏文化独特的人文环境，在千百年的发展中一脉相承。《四部医典》是最早系统记载藏医药浴疗法的藏医经典，尤其在其《后续部》专门论述了藏药浴的适应证、药物构成、用法和注意事项，强调"凡是四肢强直、瘰疬、疗疮、新旧疮伤、肿胀、驼背、骨内黄水病、一切隆型疾病等"，都可以用药浴疗法施治，并反复提及了藏药浴基础方"五味甘露"，还收录有大量药浴处方。《祖先言教》则首次明确记载了"五味甘露"处方的具体构成，形成了以刺柏、黄花杜鹃、水柏枝、大籽蒿、藏麻黄为主方的定型处方，成为藏药浴临床组方和随症加减的基础。后世历代藏医经典如《藏医十八支》《千万舍利》《蓝琉璃》等，均以《四部医典》为宗，对藏药浴疗法进行了不同程度的发挥和总结，全面丰富了藏医药浴疗法的经验体系，并传承至今。

　　依托漫长的历史文化积淀和经验积累，藏医药浴疗法在近年来临床服务中焕发了巨大生命力，成为各地藏医院的重点专科和特色技术，甚至还成为一些中医医院的引进项目，在脑卒中后遗症、类风湿关节炎等一批慢性病和疑难疾病的治疗康复中显示了良好的应用前景，受到医学界、文化界尤其是广大患者的肯定和青睐，服务范围和服务能力稳步提升，成为藏医药走出高原、走向世界的代表性疗法。尤其是2018年"藏医药浴法"被正式列入人类非物质文化遗产代表作名录，成为我国传统医药领域继针灸后第2个世界非遗项目，藏医药浴疗法再次迎来崭新的历史性发展契机。

在藏医药浴疗法传承发展的同时，尤其在面对多层次健康服务需求的形势下，藏医药浴疗法的一些技术短板也逐渐显现。各地药浴基础方所用药材因缺乏标准容易导致质量差异，改进传统药液制备工艺是否影响疗法有待评估，该疗法对优势病种的"优势程度"缺乏高水平证据，临床实施中的量效关系普遍依赖医生经验，药浴设备难以实现定量化控制，成为制约藏医药浴疗法长远发展的技术瓶颈。此外，该疗法还存在操作环节多、耗时长、人工强度大，难以适应大型医院的服务特点，也在一定程度上影响了该疗法的推广应用。

2013年以来，本书主编才多教授在国家科技支撑项目、西藏自治区藏医药管理局科研专项等多个项目支持下，先后在藏医药浴的文献整理、制备工艺传承、临床规范化、设备创新等4个领域开展了多层次研究，取得了可喜的进展。为进一步挖掘藏医药浴疗法经验，在保持和强化传统藏医药浴特色的同时，探索提升藏医药浴关键技术的方向和方法，我们对前期研究成果加以凝练，草成此书。在本书撰写过程中，青海省藏医院关确才让主任医师、中国藏学研究中心北京藏医院刘英华副研究员、江南大学粮食发酵工艺与技术国家工程实验室副主任陆震鸣教授对本书不同章节均有贡献，在此一并致谢！

此外，在本书编撰过程中及课题实施期间，藏医药界多位知名专家和前辈给予指导和鼓励：国医大师、西藏自治区藏医院原院长占堆主任医师，世界非遗项目藏医药浴法代表性传承人、西藏山南藏医院明珠副主任医师，西藏自治区藏医院白玛央珍院长，西藏自治区藏医院药浴科主任卓玛主任医师，青海省藏医院药浴科主任索南才旦主任医师，特此鸣谢！同时也向西藏自治区藏医院风湿病防治研究羊八井基地全体工作人员对藏医药浴做出的贡献表示由衷谢意！

由于本书涉及研究领域较为广泛，加之时间较为仓促，难免存在疏漏，敬请广大读者提出宝贵的意见和建议，以便再版时修订完善。

本书编委会

2021 年 5 月于拉萨

目 录

第五章 藏医药浴临床研究

绪　论

青藏高原山脉纵横，大量冰川、雪山、河流、湖泊、温泉星罗棋布，是亚洲主要河流的发源地，素有"亚洲水塔"之称，这种丰富而独特的水资源环境也孕育了独树一帜的水文化。藏族先民自古以来就在青藏高原上繁衍生息，对于水的认识与经验一脉相承，并围绕防病治病和健康需求积累形成了独特的认知体系和应用传统，藏医药浴疗法便是在这种背景下发展衍化的民族优秀文化硕果。

从今天的眼光回顾藏医药浴的历史与现状，至少可以总结为三个方面：

藏医药浴传承从自发到自觉。在长期生活、生产和防病治病的实践过程中，藏族先民逐渐认识到了水对健康生存的重要价值，最迟在公元4世纪时，藏族地区已形成"每五天沐浴一次"的观念，敦煌藏文文献也记载了大量吐蕃时期的沐浴养生经验，最终由《四部医典》完成总结，在50余章40余种病证应用了药浴疗法，成为藏医药浴的奠基性文献，也标志着藏医药浴疗法的形成。后世历代藏医专家以此文献为依据，不断充实和发挥，使得藏医药浴疗法的临床经验体系不断发展壮大。

藏医药浴技术从零散到系统。早期藏医药浴源于对矿泉浴经验的参照和模仿，但受制于矿泉的诸多不利因素，藏医医家从被动利用天然药水转为主动配制人工药水，藏医药浴的核心处方"五味甘露"应运而生。在后世1300余年的发展中，逐步形成了以"五味甘露"为核心的组方体系，以发酵工艺为主体的药液制备技术体系，以三种浴法为形式的临床治疗体系。据初步统计，目前各地藏医药浴机构报道使用的药浴处方达120余个，涉及藏药260余种。藏医药浴的关键技术体系呈现系统化、流程化的特点。

藏医药浴标准从主观到客观。以长期的药浴临床实践为依据，藏医药浴标准也自成体系，包括药材的产地、年份、部位，药液的色泽、气味、酒香，浸浴的温度、时间、流程等，几乎每个环节都形成了普遍的共识。目前这些共识正从主观的经验描述向客观的定量描述发展。古老的藏医药浴疗法正在面向现代化的临床服务需求，不断实现自身的变革与超越。

2018年"藏医药浴法"被联合国教科文组织列入人类非物质文化遗产代表作名录。这一标志性进步，充分体现了国际范围内对这一古老疗法的重视和肯定，但也对藏医药药浴疗法的未来发展提出了更高要求。结合对藏医药浴领域的系统梳理，藏医药浴疗法的应用现状与国际化发展之间的差距主要表现为：

——标准体系尚未建立。一是用药品种较为混乱。目前基础方涉及的5种藏药药材，各地入药名称和种类达10多种，应用时主要依据专家经验，无法判断不同药材基原、年份、储存方法等因素对临床疗效的影响；二是药液制备的影响因素缺乏标准。传统发酵过程中，时间、环境、温度、菌种、比例等是影响药液质量的重要因素，但目前各地也存在很多差异；三是药液质量评价的客观标准尚未建立。传统发酵法历来以味道、颜色、浓稠度等感官评价为主，主观性强、无法定量描述，难以开展准确的量效关系研究。

——**临床疗效缺乏高水平证据。**尽管已有一些临床报道肯定了藏医药浴的临床优势，但在国际化发展的背景下，药浴疗法的临床研究尚处于起步阶段、证据水平还普遍偏低。本书截稿时纳入分析的169篇临床文献涉及30个病种，大多集中在风湿性关节炎和皮肤病，能严格反映藏药浴临床有效性及安全性的高等级证据仍较少。亟待从临床研究设计，尤其是结局指标公认性和盲法着手，降低偏倚风险，提高试验的证据质量。

——**临床服务缺乏新产品支撑。**在药浴用药方面，仅见粗加工散剂和颗粒剂，产品形式单一。截至2020年12月，获国药准字的藏医药浴用药上市产品可见颗粒剂、洗剂、散剂3类，共有10种，其中散剂有7种；在设备方面，各地藏医院仍以木质、亚克力、金属等材质的浴缸为主，部分采用中药熏蒸设备，未见针对藏医药浴技术特点的智能化设备，难以对藏医药浴的优势技术形成支撑。

上述差距与不足，与藏医药浴科研工作基础薄弱、创新研究处于起步阶段有关。在这一背景下，亟待联合多学科力量，广泛融合多领域研究方法和技术，开展多学科交叉研究，重点采用中药材资源调查、系统生物学、药物分析、网络药理学、循证医学、生物医学工程等新方法，围绕藏医药浴发展中的技术瓶颈，实现对药液质量的定性定量结合研究，对发酵工艺中的关键参数进行比较和优化，改进和规范传统药液制备工艺，并通过临床操作参数的多途径提取，开展新型藏医药浴产品开发。最终通过全链条、系统性研究，提出药液制备的新方法、新技术，完成藏医药浴标准体系的构建。

值得欣喜的是，2020年年底，国际知名医学期刊 Journal of

the American Medical Directors Association（JAMDA）发表了首篇藏药浴治疗卒中后痉挛的多中心随机对照试验，采用较为严谨的设计，证实了五味甘露方药浴对卒中后 3 个月内的轻度痉挛有较好的疗效。这是藏医药浴循证医学与国际化的一个重要进展，充分彰显了藏药浴的疗效价值。期待今后出现更多高水平的藏医药浴临床研究成果，让更多的人了解藏医药的价值，并从中受益。

本书依据前期研究基础，全面梳理了藏医药浴在历史传承、组方规律、常用药材、药液制备、临床实施、药浴设备、循证医学等方面的研究进展，也开展了不同程度的交叉研究和创新性探索，尽管取得了一些成果，但与藏医药浴的现代化发展需求相比，还仅仅是迈出了一小步。期待本书的研究实践与思考，对藏医药浴的传承与创新有所裨益，并启发更多学者参与其中，共同推动这项古老的疗法以文化为底蕴，以科学为支撑，以标准为纽带，惠及更广泛的地区和人们。

第一章　藏医药浴疗法的历史探索

水是地球上最重要的自然资源之一，也是一切生命赖以生存的基本物质。它不仅为生命的形成和进化提供了重要条件，也为人类文明的多元化发展赋予了丰富的内涵，因此水资源越是发达的地区，水的文化底蕴也更加丰富多彩。青藏高原地势高，山脉纵横，被称为地球"第三极"，大量冰川、雪山、河流、湖泊星罗棋布，是亚洲主要河流的发源地，素有"亚洲水塔"之称，这种独特的水资源特征也因此孕育了独树一帜的水文化。藏医药浴疗法便是在这种文化体系下发展衍化而成的民族文化硕果。

第一节　藏医药浴疗法的文化背景

藏族先民自古以来就在青藏高原上繁衍生息，对于水的文化认知与积累一脉相承，形成了独特的认知体系和应用传统，深刻地打上了不同历史时期的文化烙印。总体而言，藏族水文化先后经历了自然崇拜、苯教文化和佛教文化三个阶段，最终形成了丰富多样、底蕴深厚的藏族水文化，为藏医药浴疗法的产生与发展提供了深厚的土壤。

一、自然崇拜下的水文化

万物有灵的观念是人类文明早期信仰的共同特征，每个民族在童年时期通过观察各种自然现象及其联系，认为万事万物的背后都存在一个强大的神灵，他们能以不同的方式影响着人类的生存。在丰富的水资源面前，藏民族对水这种自然现象也给予了高度关注，并在生产和生活的各种细节中展现出对水神的崇拜。

在当代藏族地区很多民俗中，仍然保存着大量水神崇拜的遗存。很多地区将水神称为"鲁"族，与山、雷、石等神灵相对应。在高原农耕地区，藏民通过祭祀或祈祷的方式表达对水神的崇拜，以祈求风调雨顺。在河谷聚居的藏民通常会在河边挂起风马旗、燃桑叶，以祈求水神保佑，或在牛圈、羊圈中洒水以及摆放冰块，以祈祷牛羊肥壮。沿湖而居的藏民则选择祭海、转湖等多种方式祭祀湖神，尤以纳木错、玛旁雍错和青海湖的祭祀习俗最为典型。有些地区还会在藏历新年专程去河边凿冰，带回家中祈求水神降临赐福。

在藏族人民普遍的观念中，泉水是最为纯洁的水质，可作为饮用水。而传统观念认为泉水是由"鲁"族赐予的，是上苍赐给芸芸众生的恩惠。而泉水作为饮用水的专供水源，在取水时需要异常谨慎小心，绝不允许在泉水中打闹嬉戏，更不允许在泉水中洗头、洗脚、洗澡，严禁在泉水中洗涤衣物、洗涤牛羊五脏六腑等污染水源的物质。在藏族习俗中，河水则可以用来洗涤不净衣物、冲刷各种污垢，但不适于作为饮用水。这些对水神的敬畏和崇拜，实质上从一开始就包含了对环境卫生的认知和融合，甚至是以水神崇拜的方式，严格传承和传播关于水的健康知识。

二、苯教文化中的水文化

苯教文化兴起之后，作为自然崇拜对象的神灵被加以系统化整理，水神也成为苯教诸神之一。在苯教信仰体系中，"赞"神居于天上，"年"神居于地上，"鲁"神则居于地下，这种信仰体系，不仅提高了水神在诸神之中的地位，也突显了水在苯教文化中的重要性。据《十万龙经》记载，"鲁"居于大海、湖泊、江河、沼泽、瀑布、水池、山岩、土地、树林等与水相关的地方，可随意变化为鱼、蛇、蛙等精灵。他们的职能也各有所司，或保护人类，赐福民众，或带来干旱、瘟疫等灾难，人间四百零四种疾病都与此类神灵有关。

此外，在苯教文化的哲学视角中，宇宙是因风、火、水、土等元素凝聚而生，水性因湿且重，发挥凝结沉积的作用；生命是由土、水、火、风、空五大精华聚合而成，水亦具有混合连接的作用。藏文史书《郎氏家族》对此描述为：世间土、水、火、风、空五大精华形成一枚巨大的卵，外壳生成白神岩，内层卵液变成白螺海，卵中间温热的卵液里产生六道有情。藏医《四部医典》对这个观点进一步引用和发挥，认为"众生身体均由五源生，所生疾病均由五源致，所生药物仍由五源生"，还专门强调"水源"生成血液、舌、味觉等。由此可见，苯教文化认为水是世界本源之一，也是生命的主要构成要素，并为藏医学组胚、生理、病理、药理等基础理论的形成提供了重要的理论来源。

三、佛教文化中的水文化

当佛教文化在藏族居住区逐步发展之后，佛教中保存的南亚水文化和藏民族固有的水文化进一步融合，水的文化地位进一步提高，各种自然存在的水都被进一步神圣化，雪山、湖泊等水的各种形态转而成为朝圣的对象，圣山、圣水、圣地遍布藏族居住区，更加深刻地影响了藏民族生活的各个层面，其核心观念源于水的"清洁""平静"特质。围绕这一内核，水不仅被用于供奉、洁净等藏传佛教的各种仪式，还被赋予了清除有形污秽、净化心灵的意义。这种源于自然、自外而内的净化过程，也因此成为藏族沐浴纳祥的民俗精神起点，并且直接沐浴还成为一种净化身心的民俗活动。

一则藏族沐浴习俗的神话传说也显示了佛教文化的影响：有一年秋天发生了瘟疫，人畜大批死亡，后来观音菩萨派仙女从玉池取来神水，倒入江河湖泊中。藏族人民在这个晚上都梦见一个患病的姑娘在拉萨河里沐浴，她不但治好了疾病，而且变得更加美貌可爱。于是人们纷纷下河洗澡，瘟疫从此就被消除了。这个传说，不仅提示了佛教沐浴文化的精神，还充分强调了沐浴的医疗价值。

在这种文化背景下，不仅浴佛成为重要的佛教节日，沐浴自身也成为藏族重要的民间节日。并认为，初秋之水有一甘、二凉、三软、四轻、五清、六不臭、七饮不伤喉、八喝不伤腹的特点，因此认为初秋是沐浴的最好时节。每到夏秋季节，佛教的信徒便会扶老携幼来湖边朝圣，或转湖祈祷，或沐浴心灵，消除贪、嗔、痴、怠、嫉五毒。根据藏族历法，太阳运行到第10宿43度时，即藏历八月交节，澄水星出现，水即为甘露，此时入水沐浴，即可祛除疾病与罪恶，犹如药水。在藏民俗信仰中，澄水星照射过的水即为甘露。

西藏地区一般冬长夏短，冬春寒冷，无法下水，夏季山洪暴发，河水混浊。只有在夏末秋初之际，才是沐浴的最佳时节。特别是秋季嘎玛日佳（金星）出现时更是泡浴的最佳时期，这是因为在《八支》中记载"阳光使水为热性，月光又使其寒性，日佳（金星）照耀更无毒"。《西藏志》记载"七月十三日，其俗将凉棚房下于河沿，遍延亲友，不分男女，同浴于河，至八月初五始罢，云：七月浴之则去病疾"。在此期间，人们在河中沐浴洗澡游泳，也洗衣洗被，祛病纳祥，欢乐嬉戏。这个节日即是藏族民俗中的重要节日"沐浴节"，也称药水节。这种民俗活动在西藏被认为至少已存在了七八百年的历史，并通过广泛传播和世代传承，使沐浴养生的医疗价值深入人心，成为整个民族医学经验的重要来源。

因此从历史角度来看，丰富的自然水资源孕育了底蕴深厚的藏族水文化，而藏族的水文化在不同历史时期虽呈现了不同的理念和形态，但其对水的敬畏和景仰一脉相承，各种关于水的科学认知也在这一过程中被不断积累，逐步融入各种宗教仪轨和民俗活动之中。在这一独特的文化背景下，独具特色的藏医药浴疗法得以萌生和发展。

第二节　藏族沐浴养生经验的早期积累

在水文化的熏陶下，藏族先民的沐浴养生经验经历了从自发到自觉的过程。据文献记载，最迟在公元4世纪时，藏族地区已形成"每五天沐浴一次"的观念，而且每月至少要有三天沐浴净身拜神。目前这些养生理念和经验主要保存于敦煌藏文文献，涉及沐浴习俗、不同浴法的养生、兽医用沐浴等三类，分别记载于不同的文本中。

一、沐浴养生的时间

在藏族古代自然观和生命观影响下，沐浴的功效不仅仅是洗涤身体，更是一种促进身心融合、人与环境相应的行为。因此，古代藏族的沐浴活动对年份、季节、月份、日期以及时间都提出了特定的要求，去除其中的信仰要素，其内在实际体现了藏族先民顺时应时、天人相应的养生理念。这些经验在敦煌藏文文献 P.t.127、P.3288v 两份文书中记载得较为详细。

（一）P.t.127 文献的"沐浴吉日"

在 P.t.127 文献的 F 段中，有 9 行文字论述"沐浴吉日"。该文献首先按春夏秋冬四个季节排序，每个季节又按孟、仲、季三个月份排序，依次介绍每个月的最佳沐浴时间，包括了年月日时（图 1-1.表 1-1）：

孟春（春季第一个）月的十七（第十七）日的夜晚，睡觉之前沐浴者吉祥；仲春（春季第二个）月的初一（第一）日的天蒙蒙亮时沐浴，吉祥；季春（春季第三个）月的初一（第一）日的（黎明）天大亮时时沐浴，吉祥。孟夏初二红日没时沐浴吉祥。仲夏初一……后沐浴吉祥。季夏初六午后(未时)时沐浴吉祥。孟秋初五中午时沐浴吉祥。仲秋的初一午后沐浴吉祥。季秋的（第）二十八日太阳初升时沐浴吉祥。孟冬的(第)八日天亮后沐浴吉祥。仲冬（第）五日（天）变黑时沐浴吉祥。季冬（第）三日半夜时沐浴吉祥。

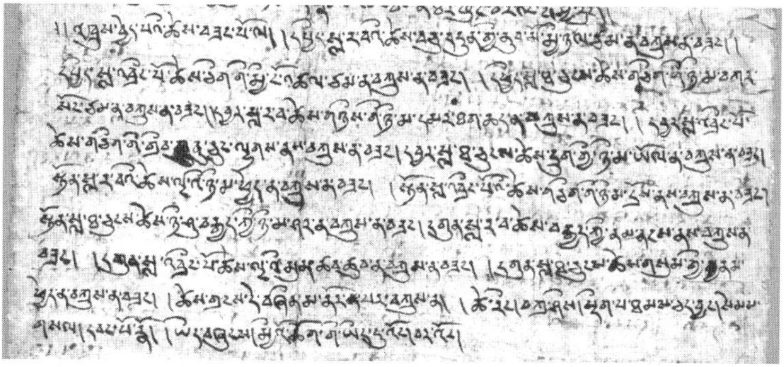

图 1-1 敦煌文书 P.t.127v "沐浴吉日"

表 1-1 敦煌藏文文书 P.t.127 文献所载"沐浴吉日"一览

季节	月份	日期	时刻
春季	孟	十七日	入睡时
	仲	初一日	略能辨清脸面时
	季	初一日	阳光初照时
夏季	孟	初二日	红日当头时
	仲	初一日	暮色降临时
	季	初六日	午后时
秋季	孟	初五日	正午时
	仲	初一日	太阳暖和时
	季	二十八日	日出时
冬季	孟	初八日	破晓时
	仲	初五日	暮色苍茫时
	季	初三日	半夜子时

在对沐浴时间讨论完毕后，还强调了按时令沐浴的益处：

计算（日期）准确无误地（进行沐浴），（就能）长寿，
吉祥，能清净一切罪，心明朗（聪明），根官灵敏，聪明，
心满意足。

（二）P.t.127 文献"四季十二月生活宜忌"

在 P.t.127 文献 E 段论述"四季十二月生活宜忌"时，也介绍了洗发、沐浴的吉日及益处。现依据原文，对其洗发、沐浴的日时列表如下（表1–2）：

表 1–2　P.t.127v5《四季十二月择吉书》所载洗发沐身宜忌日期

季节	月份	日期时辰	利益
春季	孟	初一、初二沐浴和洗发	长寿、富贵
	仲	1. 初一、初八洗发 2. 初五、初八黄昏沐浴	1. 明目，乌发 2. 发财，吉祥
	季	1. 初六日洗发 2. 初七沐浴	1. 直到老病少 2. 病少而吉祥
夏季	孟	初七洗发	致富吉祥
	仲	初一洗发沐浴	吉祥
	季	初八、[十]七和二十一日沐浴	吉
秋季	孟	1. 初二十一日洗发 2. 十一、二十日沐浴	1. 到老发不白 2. 吉，长寿
	仲	1. 初八日洗发 2. 初七、十一、二十八日沐浴	1. 吉，长寿 2. 嘉，吉
	季	1. 二十日洗发 2. 二十八日初升时沐浴	1. 吉 2. 吉
冬季	孟	1. 初八日洗发 2. 七、十一、二十八日沐浴	1. 吉，长寿 2. 善，吉
	仲	1. 十八日洗发 2. 初八、初九沐浴	1. 致富 2. 吉
	季	初三、初八、初九日洗发、沐浴	得财宝

（三）P.3288V 藏文星占文书"四季十二月择吉"

该文献残损严重，就可识别的文字来看，该文献主要介绍在四季十二月的特定日期是否可以洗发、沐浴，以及选择适宜的日期沐浴可以给人带来哪些<u>益</u>处。现依据原文，对不同季节的洗发沐浴的宜忌列表如下（表1–3）：

表1–3 P.3288v《四季十二月择吉书》所载洗发沐身宜忌

季节	月份	日期时辰	利益
春季	孟	1. 初八…… 2. 七日……（浴和洗发） 3. 初一……洗（沐浴和洗发）	1. 宜 2.…… 3.……
	仲	1. 九日，（洗）头发 2.……日 3. 初十……	1.…… 2.…… 3.……
	季	1.…… 2.…… 3.……之后……洗	1. 吉 2. 伤害 3.……
夏季	孟	1. 初四、十二日…… 2.……做沐浴的话，人寿…… 3.……八日，洗	1. 受人尊重 2. 长寿……腰等，吉 3. 不宜
	仲	1.……日…… 2.……日…… 3. 二、八、二十（日），洗……	1. 吉祥 2. 不（宜）…… 3. 不（宜）
	季	1. 六日……时，洗发者 2. 初六的白天，洗发 3. 初一……洗	1. 长寿 2. 不……（宜） 3. 不宜
秋季	孟	1. 七日和……二十日时…… 2.…… 3. 二十七日洗浴……	1. 恶…… 2.…… 3. 不宜
	仲	1. 五日、二十七日，洗发的话 2. 二十一日白天…… 3. 十日时……洗……也	1. 使人长寿、富裕 2. 疾病和……快乐之本，（寿）七十…… 3. 财宝堆积……
	季	1.……日……大且 2.…… 3. 二十日洗……	1.……大又 2.…… 3. 不宜

季节	月份	日期时辰	利益
冬季	孟	1.……日……昼时洗者…… 2.……二十九日……之…… 3.二十日洗……	1.……仓，财富…… 2.（寿）七十二（岁）
	仲	1.七日、二十…… 2.……十二日…… 3.……	1.…… 2.…… 3.……
	季	……三十日之……	……

通过对上述三段内容进行比较，可以发现对沐浴时间的宜忌要求并不完全相同，如 P.t.127 文献的 F 段虽时间描述更为具体，精确到时辰，但内容仅涉及沐浴；P.t.127 文献的 E 段只规定了日期，却同时包括了洗发和沐浴。这或许和文献形成时间不同、经验来源地区不同有关。但这些差异也都停留在具体的细节上，从思维方式和价值观念角度来看，这些经验都反映了藏族先民积极顺应时令开展沐浴养生的尝试和探索。

二、沐浴医疗经验的萌芽

在长期生活、生产和防病治病的实践过程中，藏族先民逐渐认识到了水对健康生存的重要价值，尝试着采用天然矿泉水和调制的药水、香水防治疾病，改善生活品质。至少在吐蕃时期，药浴已经成为藏医治疗手段之一，这一时期佛经藏译本、敦煌藏文文书也都出现了早期对藏药浴初步记载，包括蒸汽浴、浸浴、淋浴等多种形式。

（一）浸浴

敦煌本《金光明经》是现存最早的佛经藏译本抄本之一，

该文献中记载有早期的药浴疗法和配方，用于治疗身心疾病，配方涉及的药材种类非常丰富，包括菖蒲、竹黄、苜蓿香、川芎、枸杞根、白及、麝香、松脂、桂皮、沉香、合昏树、香附子、叱脂、安息香、艾纳、零陵香、马芹、白胶、檀香、雄黄、牛黄、青木、郁金、甘松、芥子、苇香、细豆蔻、龙华须、茅根香、丁子、婆律膏、藿香，其用法是"皆等分制成粉末"；敦煌藏文医书 ITJ758 号文书还特别记载了用于死胎的局部浸浴法，"（孕）妇人胎死腹中，死胎不下的疗法……大籽蒿的根煮得稀烂，滤出药汁，（给孕妇）洗身子，把膝盖以下浸泡（在药液里），死胎即刻娩出"。值得注意的是，这类具有医疗用途的沐浴活动，多强调药液与咒语配合使用；英藏敦煌藏文医书 S.t.401 号也记载了一种单味药的药浴疗法："风湿痛症，白芥子与水混合，咒 108 遍后，既要用来洗身体（患部），也口服。"

（二）浴发

英藏敦煌藏文文书 No.1278 号是一个仅存 8 行藏文的残片，记录了对一个病种（不详）的洗法治法，"最初洗头发（洗出来）的污垢灌到嘴里……住，然后，用清洁的水洗头发，同样地做四五次"。

（三）熏蒸

敦煌文书还出现了早期的熏蒸法，但仅见于对咽喉的熏蒸。如 P.t.1057 号文书针对咽喉梗阻记载了吮药和蒸汽疗法，"咽喉梗阻疼痛者……在（烧热的）支锅石上洒水，（用腾起的水蒸气）熏蒸咽喉有效"；ITJ756I 号也出现了类似的描述："咽喉梗阻者，在（烧）热的支锅石上洒水，用其（水）蒸气熏蒸（咽喉）有效"。P.t.1057 号和 ITJ756 号文书所载的蒸气熏喉法，文字略异，内容基本一致，显然是同一疗法的不同抄本。虽然这一时期的文献，还未见对其他局部以及全身开展熏蒸的记载，但依据这两段类似的描述，可以推测熏蒸法用于疾病已成为医疗养生常识。

此外，与敦煌藏文文献同期的8世纪吐蕃医书《毕吉黄函》也记载有药液疗法，包括疮伤药液冲洗法和三甘露药浴法，与敦煌藏文医书中的药浴法有所不同，如小肠外伤用水冲洗后，再用酒冲洗（消毒）体表的疮伤疗法中，以及肌肉外伤的疗法中，都采用了药浴疗法，特别是在筋伤疗法中说药浴有特效。

三、藏兽医对沐浴的应用

敦煌藏文文献中还有一些兽医文书，也记载有部分濯洗、药浴的内容，主要集中在马病方面，多强调用热水或温泉水沐浴、冲洗等方法解决马的一些症状。P.t.1064（2）文书中可见多种条目：

> 剧烈地冷颤（肿胀？），肢体蜷缩者，满三天，用热水洗澡，体毛干燥后，用酒糟汤汁涂抹。
>
> 拴住马（拴牧不让走远）……尽了，打滚儿，洗后放开。不能放置一宿。用烧开过的水洗，如果没有开水，煮开温泉水洗。如果这也没有，用（烙）铁或石头烧（热），在癫痫的部位……
>
> 马目受伤的治疗方法：眼内……或者这匹马自己的眉毛，或者什么都没有的话，遮盖、包扎（受伤的眼睛）……大约洗三次……

此外，医马文书P.t.1064（1.1~2）和P.t.1062（46~47行）还记载了把马放到河里泅渡沐浴，作为一种辅助疗法治疗马病，马过于肥胖时也可以采用此法：

（如果是在）春季或热季，把（马）赶入大河游水。
到第三天，刺尾脉放血。

马膘过肥，骑后无走，纠治之方为：将鞍取下，牵入
水中，水没全身……然后牵出。最好骑上在水中走，若不会，
可用水洗之。

以上疗法包括水、温泉水和部分药液，水也分为温水、煮
沸的水等多种。S.t.401 号文书中也记载了药液洗浴的疗法：

黑牛病时，用……尾毛做成绳子，念咒 108 遍，打
108 个结，然后用香水洗，也给牛洗浴，拴在牲畜头上，
疾病就可消除。

敦煌本 P.t.1064 医马书还提及了沐浴的季节，并强调在沐
浴后三天做放血疗法：

（如果是在）春季或热季，把（马）赶入大河游水。
到第三天，刺尾脉放血。

虽然敦煌文书中的药浴材料还比较零散，没有发现对药浴
理论的论述，也未出现药浴专篇，但已有的记载已经涵盖了沐
浴法、浸浴法、熏蒸法，浴液也包括了不同温度的矿泉水和药
液，这些记载尽管来源于吐蕃医学现存敦煌文书的文献遗存，
难以全面反映吐蕃时期药浴经验，但所载药浴内容和形式的多
样性也足以显示藏医药浴疗法历史之久远、底蕴之深厚，并成
为藏医药浴疗法的直接来源。

第三节　藏医矿泉浴的探索与积累

在独特的地理地质条件影响下，西藏成为世界上最活跃
的地热区之一，据不完全统计，西藏拥有数以千计的温泉。仅

《西藏温泉志》记载的温泉就多达20多种类型，其中较为常见的如温泉、热泉、沸泉、沸泥塘、热水塘，罕见的如间歇喷泉、水热爆炸泉及热水河，目前已收录的温泉点达677处。这些温泉水化学参数特征各异，医疗价值也各有侧重。这种独特的地热资源，为古代藏医探索矿泉浴疗法提供了得天独厚的自然条件。

一、藏医矿泉浴形成的自然条件

按照中华医学会拟定的我国矿泉分类方法（1981年），西藏温泉主要包括氡泉、碳酸泉、硫化氢泉、铁泉等10余种。依据《中国医疗矿泉定义与分类方案专家共识（2017年）》（表1-4），"凡地下自然涌出或用人工开采的，含有微量元素、气体、放射性元素中的至少一种，或矿化度≥1g/L，或具有34℃以上温度，具有疾病预防、保健、治疗、康复作用的矿泉，均可称为医疗矿泉"。也就是说，水温＞34℃，矿化度≥1g/L，微量元素、气体、放射性元素至少含有一种，即可认为属于医用矿泉。

表1-4　中国医疗矿泉分类修订方案（2017）

	名称	矿化度	主要成分		特殊性质
			阴离子	阳离子	
1	氡泉				$Rn > 111Bq/L$
2	碳酸泉				$CO_2 > 1g/L$
3	硫化氢泉				总S量＞2mg/L
4	铁泉				$Fe^{2+}+Fe^{3+} > 10mg/L$
5	氟泉				$F^- > 2mg/L$
6	碘泉				$I^- > 5mg/L$
7	溴泉				$Br^- > 25mg/L$

名称	矿化度	主要成分		特殊性质
		阴离子	阳离子	
8 砷泉				$As^+ > 0.7mg/L$
9 锂泉				$Li^+ > 1mg/L$
10 锶泉				$Si^+ > 10mg/L$
11 硼酸泉				$H_3BO_3 > 35mg/L$
12 硅酸泉				$H_2SiO_3 > 50mg/L$
13 重碳酸盐泉	$> 1g/L$	HCO_3^-	Na^+、Ca^{2+}、Mg^{2+}	
14 硫酸盐泉	$> 1g/L$	SO_4^{2-}	Na^+、Ca^{2+}、Mg^{2+}	
15 氯化物泉	$> 1g/L$	Cl^-	Na^+、Ca^{2+}、Mg^{2+}	
16 淡泉	$< 1g/L$			

研究表明，在青藏高原地质碰撞与造山运动影响下，地壳浅部产生巨大的热量熔融了部分岩体，成为温泉热量的主要来源。据统计西藏温泉泉口温度为 36～45℃ 的达 295 个，占总数的 43.6%，泉口温度为 46～80℃ 的达 173 个，占总数的 25.6%。其中藏南温泉以富硼 Cl-Na 型为主，藏东以 HCO_3-Na 型为主，中性 - 弱碱性热泉（pH5.5～9）分布最为广泛，酸性温泉较少，可见西藏大部分温泉具有医用价值。

二、藏医对矿泉浴的认识和应用

在远古时期，藏族先民可能在偶然的机会发现矿泉对部分疾病具有治疗价值，于是开始有意识地对矿泉浴的治疗经验加以探索。但矿泉一般分布在山间水畔，因路途远而难以应用，因此很多经典中记载了大量医家寻找矿泉、使用矿泉的艰辛。《宇妥·云丹贡布传记》就记载了藏医祖师宇妥在工布曼垅寺时，在红衣人指点下寻找治病泉水的经历，在经历重重磨难后，宇妥终于发现了矿泉：

在山脉前面，他发现了具有"八功德"的泉水108眼。为了后世众生的利益，他做了祈求泉水常在的祝福仪式，然后他说："它具有七十万种药物的能力，它肯定能驱除七十万种不同的疾病，因此叫七十万机能之泉，是具有八分支之水，宽阔、清澈、凉暖适中，无水碱也无秽垢，味甘不伤胃，能治一切病。"

事实上，在宇妥生活的年代，矿泉在医疗中的应用已十分广泛，但宇妥·云丹贡布的传记仍显示出早期藏医先贤对矿泉药用价值的无限崇敬，以及寻找和开掘药用矿泉的艰辛。由此不难推测，藏医药浴的起源，应与早期藏医们在饱尝矿泉寻找之苦后，主动参照矿泉疗效配制药液有关。于是，那些掌握一定医疗经验的藏医们便依据天然矿泉治病原理，结合藏药功效，创制了人工药浴的配方，并经过长期临床实践，使药浴经验逐渐成熟。《四部医典·总则本》在开篇即记载："药城的西边，有一座名叫玛拉亚的大山，山上盛产六妙药，还有治一切疾病的五种寒水石、五种五灵脂、五种药河、五种温泉。"该篇以方位的象征意义突出了矿泉及其他天然水浴疗法的重要医疗价值。

后世大量藏医经典对矿泉的医用价值也进行了持续的探索。《续义明窗》将温泉划分为"硫黄泉、硫青泉、煤泉、石灰泉、石间泉"，《祖先遗训》《续义示明》和《蓝琉璃》等文献对矿泉的划分大致相同，认为温泉包括"煤与寒水石""煤与硫黄""煤与札驯""煤与寒水石、硫黄三物混合""煤与硫黄、札驯、雄黄四物混合"5种。《晶珠本草》则细分为"五种黄硫黄温泉、五种青硫黄温泉、五种石灰温泉、五种寒水石温泉、五种泉华温泉和煤温泉"。历代藏医对温泉的分类方法虽略有不同，但是都以《四部医典》中记载的"五种温泉"为基础进行细分，随着人们对温泉认识的进一步深入，后世藏医对温泉的划分还出现了七八种甚至十几种的分类方法，体现了藏医先贤对矿泉医用价值认识的不断深化。

三、藏医矿泉浴的总结发展

随着古代藏医对矿泉医用价值认识的深入，矿泉浴的功效也逐步得到系统总结。《四部医典》在《后续部·药浴》中首次明确了矿泉浴的主治范围，认为"水浴法一般通用矿泉热水，主治疾病扩散、中毒症、陈旧热病扩散、瘰疬、陈旧创伤、内脏脓疡、脉病、肢体僵硬强直、驼背、身体消瘦等"。《蓝琉璃》不仅传承了《四部医典》等经典对五种温泉的描述，还提出矿泉浴是 4 种药浴疗法之一，并对主治范围进一步总结，认为主治范围包括"扩散热症、旧毒余毒、宿热扩散和耽著、肿核瘰疬、陈旧创伤、内脏穿溃、大多数脉病、四肢僵缩、佝偻、肌肉干瘦等，皆能排除旧病残疾"。在此基础上，还对五种矿泉的性质和功效进行了明确，认为"煤与寒水石温泉，具疗热病之功效；煤与硫黄之温泉，其性寒而治黄水，水质糙而生'隆病'；煤与札驯之温泉，温寒适宜疗合病；煤与寒水石和硫黄，三物混合之泉水，治诸病疗寒病佳；煤与硫黄和札驯，雄黄四物之泉水，治黄水而疗热病"。

《笔记·吐宝兽囊》对不同矿泉的功效与温泉进一步细分（表 1-5），认为：

> "煤与硫黄之温泉，泉眼周围现硫矿，水色微黄嗅硫味，疗白癜风干黄水，麻风病等寒性疾，疗效佳而克'隆病'；

煤与寒水石温泉，周围偶见寒水石，水质清澈嗅无味，以此制茶酿造酒，色味如同用清水，清热解毒疗热病；煤与矾矿之温泉，水色蓝黑水质混，略饮具有矾之味，祛除痞瘤疗胃疾；煤与札驯之温泉，味苦气香色略紫，周围偶见札驯渍，具疗痛风及溃疡，还具利尿之功效；煤与石灰之温泉，周围多见灰白石，泉中散发焦味，疗胃疾而助消化"。

表1-5　藏医矿泉浴的分类与功效

序号	分类	特征	主治
1	煤与硫黄	可见硫矿，可闻及硫黄味，水色微黄	白癜风、黄水、麻风病等寒性病
2	煤与寒水石	偶见寒水石，水质清澈无味	清热解毒，适用热病
3	煤与矾	水色蓝黑，水质混，有矾味	祛除痞瘤，适用胃病
4	煤与札驯	味苦、气香、色略紫，偶见札驯	痛风及溃疡，利尿
5	煤与石灰	周围多见灰白石，水中散发焦味	助消化，适用胃病

米尼玛彤瓦东旦所著的《玛拉亚难释》对矿泉浴临床经验记载得更为详细。该文献系统总结了矿泉的来源、分类、鉴别、优劣、功效、入浴方法、水疗最佳时间等，提出矿泉的常见分类为硫黄、雌黄、石灰岩、泉华、寒水石等5种，但还存在25种和101种的细分方法，主治范围包括已扩散病、中毒症、陈旧性疾病、热病扩散、瘰疬、陈旧创伤、脉病、肢体僵硬、驼背、消瘦等。入浴过程应从低温至高温逐步适应，出水后应注意包裹厚被以避免着凉，浸浴时间也应循序渐进地延长，时令选择以春季及秋末疗效更佳，忌食对疾病有影响的食物。《晶珠本草》等经典还对矿泉浴的浸浴时间加以强调，认为秋季水质轻而春季重，冬夏两季水质平，因此更推崇春秋两季泡浴温泉。

也正是经由历代藏医对矿泉医用功效的系统总结，使矿泉浴的用法和功效在藏族群众中深入人心，成为藏族人民健康生活方式的组成部分。当雄羊八井、堆龙德青、江孜吉谷、吉卡尔、直贡德尔卓木、墨竹工卡如托、桑日奥卡、曲松赛哇隆、隆子赛空、措美智谷、同仁亚囊、隆曲、贵德德吉等地的温泉习俗至今仍然远近闻名，成为养生疗养的胜地。2018 年西藏自治区藏医院羊八井风湿病防治研究基地的创建，以及"羊八井镇彩渠塘村温泉治疗瑞贞（膝骨关节炎）临床有效性和安全性评价研究"研究项目的实施，标志着藏医矿泉浴的开发利用正在步入专业化发展轨道。

第四节　藏医药水浴的形成与发展

广义的藏医药浴疗法包括矿泉浴、药水浴、缚浴，但狭义的藏医药浴仅指药水浴，这种药水浴以五味甘露为核心处方，以发酵为主要制备工艺，集中体现了古代藏医专家对各类沐浴经验的总结和提炼，最终在《四部医典》后续部第 23 章中完成系统归纳，成为藏医药水浴的奠基性文献，也标志着藏医药浴疗法的形成。后世历代藏医专家以此文献为依据，不断充实和发挥，使得藏医药浴疗法的临床经验体系不断发展壮大。

一、藏医药浴疗法的形成

根据现有传世的文献，在《四部医典》以前各种关于医疗用途的沐浴中，矿泉浴和药水浴是并行发展的，尤其是在吐蕃时期的敦煌文书和藏译佛经中，两种浴法都有各自的应用描述，很少出现对两者关系的评述。苯教医学经典《四部甘露》将"五种药泉""五种温泉"与"五种药水"相并列，并首次提出"没有温泉时，可做温室的浸浴，温室浸浴按照温泉去做"，这一观点被《四部医典》所继承，明确强调矿泉热水主治疾病扩散等 10 余类疾病，"如果不能治愈者"，再采用"大籽蒿、小叶杜鹃花、藏麻黄、圆柏枝、水柏枝配伍，熏浴施治"，这种因矿泉浴药力不及转而采用药水浴的提法，一直被后世藏医经典加以引用，成为历代藏医的普遍观念。

因此可以认为，藏医药水浴的形成与矿泉浴经验的长期积累有关，或因矿泉浴使用不便促使医家将这种治疗行为从室外转至室内，或因矿泉浴功效单一启发医家从被动采用天然药水转为主动配制人工药水。在完成这种室外向室内、被动接受向主动配制、天然向人工的转变之后，藏医药水浴的核心处方"五味甘露"应运而生。

"甘露"一词来源于藏族传统文化，本义是"对治病魔的药"，是藏族先民对特效医疗保健药物的称呼。藏族居住区民间普遍把"甘露"视为一种神奇的灵丹妙药，食用它可以使人长生不老，并能预防和治疗各种疑难疾病。"五味甘露"也称"五甘露"，在藏文中有两种解释，一是指密宗供品，见于《藏汉大辞典》和《东噶藏学大辞典》；另一种特指藏医药水浴的经典配方，包括藏麻黄、水柏枝、圆柏、黄花杜鹃和灰蒿等五种药。

"五味甘露"作为一个药浴处方，最早见于藏医《四部医典》，但据佼沃·纶珠扎西所著《老宇妥传》记载，宇妥·云丹贡布认为"雍中苯医学派"掌握着"罨、浴和涂药疗法的秘诀"，说明在《四部医典》成书以前，以雍中苯教医学派为代表的藏医先辈们已经探索形成了药水浴的技术，如早于苯医时期的医学著作《四部甘露》第二部《消除病痛的医药·白部》的第24章即为"最佳药浴疗法部"，对沐浴疗法从适宜证和禁忌病证、操作方法、功效三个方面进行讲解，明确提出适宜的病证为肢体残疾、蜷缩、新旧（创）伤、瘰疬、疔毒、肿胀、发烧、驼背、肌骨黄水浮，对隆所致病证都适用，强调腹泻、疫疠、热盛、浮肿、羸弱、食欲不振为禁忌证，还特别强调要害处、眼、颧颊、睾丸、心口、肚脐等部位要谨慎洗浴。但五味甘露在藏医药水浴的核心地位，是在《四部医典》中提出并确定的。

二、《四部医典》对藏医药浴的奠基价值

《四部医典》成书于公元8世纪，著者为藏医药学家宇妥·云丹贡布。该书共四部156章，包括《总则本》6章、《论述本》31章、《密诀本》92章、《后序本》27章。该著作对药浴的记载散见于各部的大量章节，但每章介绍的重点各有侧重。其中《总则本》《论述本》的记载文字较少，从药水浴的方位分布、药浴疗法定位、水的分类、日常沐浴等情况加以简述。药浴的专篇论述主要见于《后序本·药浴》，该篇从适应证、禁忌证、配方与方法、功效4个方面加以详细论述，强调"凡是四肢强直，瘰疬，疔疮，新旧疮伤，肿胀，驼背，骨内黄水病，一切隆型疾病等"为药浴的适应证，"瘟疫，紊乱证，浮肿，食欲不振，眼病，面部疾病，脚心和趾、手心等疼痛，睾丸疾病，心脏疾病，腹部疾病等"为禁忌证。《四部医典》在药浴专篇中对药水浴的处方记载与《四部甘露》的记述大体相同，即在没有条件洗温泉时用"五种甘露蒸浴"，又说

"五甘露"能治疗白脉病等，《四部医典》秘诀部也有多处提到这个处方名称。

德格版、扎塘版、塔尔寺版是《四部医典》的三个权威版本，其中德格版未见汉译本（下称德格版），扎塘版有李永年汉译本（下称李永年译本）、塔尔寺版有马世林汉译本（下称马世林译本）。经过对各版本原文文献中提的药浴处方名称加以对照和整理（表1-6），可以发现，后续本药浴专篇的"五味甘露"（bdud rtsa rnam pa lnga）似乎只是总名，同一章中还写成"五甘露"（bdud rtsi lnga），可能有多种不同组成成分的"五甘露"方。其他篇章中还提及"陈骨五甘露"（rus rnying dud rtsi lnga）、"谷类五甘露"（vbru sna bdud rtsi lnga）、"獐粪五甘露"（gla ril bdud rtsi lnga）等，这些以"甘露"命名的处方是在"五甘露"（bdud rtsi lnga）基础上增加了"陈骨""谷类"或"獐粪"，还是以"陈骨""谷类"或"獐粪"等为代表的新配方，有待进一步考证。

表1-6　各版本《四部医典》对药浴处方名称的记载

《四部医典》出处 （部、章、名）	德格/扎塘/ 塔尔寺版页码	五种甘露 bdud rts rnam pa lnga	五甘露 bdud rtsi inga	用法
3-12 热证总治疗	191/141/96	五甘露		水浴
3-18 隐伏热证疗法	221/163/109	五甘露		汽浴
3-19 陈久热证疗法	225/166/111		陈骨五甘露 （马译五种陈骨）	汽浴
3-21 传经热证疗法	234/173/115		谷类五甘露	熏

《四部医典》出处（部、章、名）	德格/扎塘/塔尔寺版页码	五种甘露 bdud rts rnam pa lnga	五甘露 bdud rtsi inga	用法
3-60 白脉病治疗	344/256/168		獐类五甘露	浸浴
3-63 核疮疗法	349/260/171	五甘露		熏
3-66 败疽治疗	355/265/174		五甘露	浸浴
3-85 上下躯干创伤治疗	447/329/211 448/330/212		五甘露（马译出药名）	熏
3-86 四肢创伤治疗	508/367/235		五甘露（马译出药名）	熏
3-23 五械药浴	639/457/298	五种甘露	五甘露（马译出药名）	汽浴、水浴

此外，德格版和李永年译本仅提出了"五甘露"的名称，并没有列出"五甘露"的具体药物组成，而马世林译本则根据塔尔寺版译出了"五甘露"的药物构成。在马世林译本的后续部第23章药浴章中，在与扎塘版和德格版中"bdud rts sna lnga"相对应的位置，没有译为"五甘露"，而是译为"药用青蒿、杜鹃花、藏麻黄、圆柏枝、水柏枝"，这五个药名与《祖先言教》和《蓝琉璃》等《四部医典》的注释本中所列出的"五甘露"方的成分"ba lu, shug pa, mtshe, vom bu, mkhan skya"顺序略异，但内容相同。由此可以初步推测，马世林译本可能是采取意译，将注释加入了原文中。

事实上《四部医典》原文中的许多药方都没有给出具体

药物组成，但并不能由此否定"五甘露"在当时已有定型，很可能是出于秘密传承的需要，故意省略了具体的组方构成。此外，后世藏医医家对于"五味甘露"是药水浴核心处方均具有高度共识，无论是各种《四部医典》注本还是其他医家著作，均认为五味甘露处方来源于《四部医典》。由此可见，《四部医典》堪称藏医药水浴的奠基之作。

三、藏医药浴疗法的重要传承

在公元 9 世纪时受宗教因素影响，《四部医典》被秘藏起来，直至公元 12 世纪，老宇陀的后人宇妥萨玛·云丹贡布（史称"小宇陀"）再次修订整理，《四部医典》才重新问世，并历经各代藏医学家的修订、注释、整理，各种注释本不断问世。藏医药浴的历史文献也正是在这种对《四部医典》的注释和增补中得以发挥和丰富。

在早期小宇陀编著的《藏医十八支》中同样也只提及五甘露的名称，而没有记载具体的药物构成。如在"蒸浴"一节中记载"陈骨五甘露做熏蒸"，在"五械罨浴章讲解"中说"若无天然温泉时，可用五种甘露"。而现行《藏医十八支》的随行夹注中列出了药名"黄花杜鹃、藏麻黄、蒿、圆柏、水柏枝"，这个注释与现在通常所说的五甘露组方完全一致，应是由后人所做。

宿喀·年姆尼多吉是公元 15 世纪著名的藏医学者，也是藏医南派大师，其著作《千万舍利》第 69 章为"五甘露的养生驻寿利益一切大全"，该章节正式列出了五甘露药物的组成，共包括两种处方（圆括弧内文字为原文献藏文注释，方括弧内文字为汉译者据文义所加）：

处方一：旃檀（柏）、丁香（藏麻黄）、黄花杜鹃（杜鹃花）、白色莲［或芥］（螃蟹甲）、诃子（水柏枝）、白色水生（蒿）等根药。此外［随］病种［选加］各种药……

处方二：杜鹃四份，藏麻黄和水柏枝（柽柳，西河柳）各二份，圆柏一份，草地柏如同鸟翎者佳，白蒿根和螃蟹甲所能收集到的二种各一份……

处方一的药物并非五种，而是六种，并且还可以随病情相应增加一些药物。其中，注释（括弧中）的药名与现行五甘露药物有 4 种相同；处方二列出了 7 种药名，除与现行五味甘露方有 5 种之外，另有草地柏和螃蟹甲。将《千万舍利》中的两种处方与《蓝琉璃》中的"五甘露"方加以对比（表 1–7），可以发现《千万舍利》第 2 方（7 味药）与《蓝琉璃》五甘露方的药物组成基本相同，说明在 15 世纪时，五甘露方的五种基本药物已经确定。但《千万舍利》处方一 6 味药药名不同，并与现今五味甘露丸方近似，而处方二的药物数量都超过五味，说明在 15 世纪时五味甘露方曾有多种组方版本流传于世。

表 1–7　《千万舍利》与四部医典注释《蓝琉璃》的五味甘露组成比较

序号	《千万舍利》处方一	《千万舍利》处方二	四部医典注释《蓝琉璃》
1	旃檀（圆柏）	圆柏	圆柏
2	丁香（藏麻黄）	藏麻黄	藏麻黄
3	黄花杜鹃（杜鹃花）	杜鹃	杜鹃
4	诃子（水柏枝）	水柏枝	水柏枝
5	白色水生（蒿）等根药	白蒿根	灰蒿
6	白莲（螃蟹甲）	螃蟹甲	
7		草地柏	

《祖先言教》也称《四部医典注释》，是17世纪时《四部医典》的重要注释本，其"秘诀部"和"后续部"的作者为五世达赖喇嘛的御医塔莫·洛桑曲扎。他在注释"浸浴"一章时，首次明确了《四部医典》中五味甘露方的药物组成，现引述如下：

> 黄花杜鹃、圆柏、藏麻黄、水柏枝、青蒿，依次称为人、天、妖、龙和八部的甘露，或者也可称为日（阳）、阴、水、草地、土的甘露，人称"五甘露"的蒸浴者，由于进入温泉[或]束缚（缚浴）的里面，能起到如前[温泉]一样的功效。

同时期问世的《蓝琉璃》是《四部医典》最重要的注释本，由第悉·桑吉嘉措（1653—1705）组织编撰。第悉·桑吉嘉措是精通医学历算的大师，他先后组织校订刊刻了《四部医典》，绘制了《医学挂图》，并编著了《蓝琉璃》《诀窍论补遗·斩除非命死绳之利剑》《医学概论琉璃宝镜·仙人喜筵》等著作。其中《蓝琉璃》成为《四部医典》的标准注释本。在这部书中对五甘露的药物组成的记载，与《祖先言教》完全一致，标志着五味甘露方作为藏医药水浴核心处方正式定型。此外，该书还记载了熏浴和药液浸浴的操作方法："（上述药物放在）铜（zangs）等[容器]中煮，容器的口上用布（ras）敷设（bting ba），把患者放在其上面熏蒸或泡在如温泉一样的[药液]中"。在第悉·桑吉嘉措编著的《藏医史》中，还记录了"益寿的五甘露配方"，因该方是密宗说法，与药浴无关，本文不做讨论。

回顾藏医药浴的发展历史，可以认为，五味甘露方至少已有1300年的历史，该方是古代藏医依据藏医学理论精心研制而成，并在小范围内长期秘密流传，至15世纪才有文字披露其组方构成，直至17世纪逐渐形成规范组方，并一直沿用至今。五味甘露方的这种传承特征，更加明确该方并非固定不变，而是一个开放的、具有活力的组方单元，为临床随病证加减提供了广阔的空间。从这个意义上说，五味甘露方是古代藏医先贤围绕健康需求，依托青藏高原上水和药物的自然资源与文化资源世代凝练和精心打磨的智慧结晶，并以该方为基础，在世界传统医药领域构建了独树一帜的药浴疗法体系。

参考文献

[1] 宇妥·元丹贡布宁玛.四部医典（藏文）[M].拉萨：西藏人民出版社，1982.

[2] 宇妥·元丹贡布宁玛著，李永年译.四部医典（汉译本）[M].北京：人民卫生出版社，1983.

[3] 宇妥·元丹贡布宁玛著，马世林等译.四部医典（汉译本）[M].上海：上海科学技术出版社，1985.

[4] 帝玛尔·丹增彭措.晶珠本草[M].上海：上海科学技术出版社，2012.

[5] 宗喀·漾正冈布.公元前6世纪至公元10世纪的西藏医学纪年[J].中国藏学，1997（4）：96.

[6] 郑炳林、黄维忠.《敦煌吐蕃文献选辑》（文化卷）[M].北京：民族出版社，2011.

[7] 王尧，陈践.敦煌本吐蕃历史文书（增订本）[M].北京：民族出版社，1992.

[8] 第悉·桑吉嘉措著，王镭译.《西藏医学史》（汉译本）[M].香港：香港地平线出版社，1991.

[9] 日琼仁波切·甲拜衮桑编著，蔡景峰译.《西藏医学》[M].拉萨：

西藏人民出版社，1982.

[10] 觉吾·伦珠扎西，达姆门然巴·洛桑曲扎.宇妥·元丹贡布传（藏文）[M].北京：民族出版社，1982.

[11] 肖振，张恩达，林敏.中国医疗矿泉定义与分类方案专家共识（2017年）[J].中国疗养医学，2017，26（6）:668–672.

[12] 闫强，于汶加，王安建，等.全球地热资源述评[J].可再生能源，2009，27（6）: 69–73.

[13] 赵平，谢鄂军，多吉，等.西藏地热气体的地球化学特征及其地质意义[J].岩石学报，2002，18（4）: 539–550.

[14] 次仁.浅谈藏医药浸浴（温泉及药浴）疗法的特色及疗效[J].西藏科技，2012（11）:54–55.

[15] 黄福开，刘英华.藏药浴"五味甘露方"源流考[J].中国藏学，2002（4）:129–138.

[16] 刘英华.藏族古代沐浴习俗与药浴疗法——以敦煌吐蕃文书为中心，全国索瓦日巴藏医药浴法学术会议，拉萨，2019.

[17] 琼林.敦煌吐蕃文书中的藏族古代沐浴和药浴文化.西藏人文地理[J]，2000（5）:128–133.

第二章 藏医药浴处方

处方是藏医药浴疗法的核心，凝结着历代藏医前辈对药浴经验的探索和总结。从《四部医典》系统记载药浴处方开始，藏医先贤针对不同病种、不同浴法，不断传承和发展药浴处方，积极提高药浴临床疗效，努力拓展药浴应用范围，客观上积累形成了药浴处方体系，成为藏医药浴疗法的关键技术内容。开展藏医药浴疗法的研究和创新，药浴处方的系统性整理和规律性总结是重要的基础性工作。

第一节 《四部医典》的药浴处方

作为藏医学的奠基之作，《四部医典》系统记载了藏医药浴在各科疾病治疗中的应用方法，成为研究和传承藏医药浴经验的文献源头。经过系统梳理，这部著作共有 50 余章、40 余种病证应用了药浴疗法，涉及隆病、赤巴病、各类热证、各部位疾病、内脏疾病、妇儿疾病、各种创伤、养生及防老等，每类病证的论述都不同程度地介绍了药浴的处方和用法。现依据马世林译本，对《四部医典》药浴处方加以系统分析。

一、不同病种的药浴处方

根据梳理和总结，《四部医典》中药浴疗法涉及的疾病多达 42 种。经合并统计，并按药浴使用频次排序，发现应用药浴疗法最多的为四肢创伤类，为 7 次，其他依次为肿胀、上下体腔创伤、扩散热证、内脏脓疡、白脉病、痈疽疮疖、黄水病、中风、颈部创伤、肾脉疾病扩散等（表 2–1）。

表 2–1　疾病频次（单位：次）

病证	频次	病证	频次
四肢创伤	7	痈疽疮疖	2
肿胀	3	黄水病	2
上下体腔创伤	3	中风	2
扩散热证	2	颈部创伤	2
内脏脓疡	2	肾脉疾病扩散	2
白脉病	2		

在《四部医典》对每种病证的药浴疗法论述中，不同药浴方法所用处方差别大、针对性强，且常出现全身浸浴、局部药水浴、蒸汽浴和缚浴综合应用的现象，体现了当时临床药浴不拘一格、随机应变的特点。现对《四部医典·密诀本》和《四部医典·后序本》对主要病证记载的处方列表如下（表 2–2）：

表 2–2　不同病种的药浴处方

序号	病证	处方构成	处方来源
1	赤巴病	桶酥、大蒜、盐	《密诀本·赤巴病治法》
2	热性痞块	艾叶、刺参、毛茛、牛膝、小茴香、老鼠粪	《密诀本·瘤疾痞块治法》
3	热证传于韧带	光梗丝石竹、天门冬、艾叶、天然碱、酒母	《密诀法·扩散热证治法》

序号	病证	处方构成	处方来源
4	天花未出时	甘草、牛乳	《密诀本·天花疫病治法》
5	黄水病	刺芒龙胆、大黄、诃子、狼毒、瑞香狼毒、亚大黄、蔓荆子、黄水三药、黄牛尿	《密诀本·黄水病治法》
6	肌肉痈疽	藏麻黄、黄花杜鹃、圆柏枝、水柏枝、白野蒿*	《密诀本·痈疽疮疖治法》
7	内部痈疽严重者	白芸香、离娄、诃子、藏黄连、荜茇、黄牛溲	《密诀本·痈疽疮疖治法》
8	内脏脓疡	藏麻黄、黄花杜鹃、圆柏枝、水柏枝、白野蒿*	《密诀本·内脏脓疡治法》
9	内脏脓疡	臭当归、鸽粪、独活	《密诀本·内脏脓疡治法》
10	脂肪性疝气	香薷八味方	《密诀本·疝气治法》
11	羊癫风	冰片、牛黄、六妙药、檀香、白芸香、童便	《密诀本·羊癫风治法》
12	下体拖曳	麝粪	《密诀本·颈部创伤治法》
13	颈项僵直手臂失去功能	侧柏、杜鹃花、藏麻黄、蒿、水柏枝*	《密诀本·颈部创伤治法》
14	箭头停留在深部	蝙蝠肉、猪肉	《密诀本·四肢创伤治法》
15	尾椎骨受伤	侧柏、杜鹃花、藏麻黄、蒿、水柏枝*	《密诀本·四肢创伤治法》
16	陈旧脉证	侧柏、杜鹃花、藏麻黄、蒿、水柏枝*	《密诀本·四肢创伤治法》

序号	病证	处方构成	处方来源
17	中期疾病扩散	狗粪、瑞香狼毒、刺参、三毒药、四粪、紫草茸、安息香、生面粉、菜子油	《密诀本·四肢创伤治法》
18	肾脉受伤	干酒糟、油渣	《密诀本·四肢创伤治法》
19	培根型肿胀	瑞香狼毒、当归、侧柏、青蒿、鸽子粪	《密诀本·四肢创伤治法》
20	寒性腐肿	青蒿	《密诀本·四肢创伤治法》
21	溃疡	天然碱水	《密诀本·四肢创伤治法》
22	腹腔失散生腺瘿	侧柏、杜鹃花、藏麻黄、青蒿、水柏枝 *	《密诀本·四肢创伤治法》
23	黄水	酒、牛尾蒿、紫檀香、水柏枝	《密诀本·四肢创伤治法》
24	烟雾毒	六种主药加川乌、五灵脂	《密诀本·中毒症治法》
25	阳光毒和湿气毒	童便人中黄取汁、红花、麝香、阿魏、大蒜	《密诀本·中毒症治法》
26	疮疤肿胀	油陈骨、油渣、贝壳	《密诀本·天然毒症治法》
27	陈旧创伤、四肢强直	青蒿、天然碱、酒糟	《后序本·药浴》
28	肿胀	秦艽、犏牛粪、乳酪	《后序本·药浴》
29	白脉病和中风、肾脉疾病扩散	圆柏枝、杜鹃花、藏麻黄、青蒿、水柏枝 *	《后序本·药浴》
30	白脉病和中风、肾脉疾病扩散	酒、獐粪	《后序本·药浴》

序号	病证	处方构成	处方来源
31	脉病蔓延、肿胀、僵硬强直	青蒿、独活、藏麻黄、甘松、童便	《后序本·药浴》
32	热证扩散	蒙古蒿、红景天	《后序本·药浴》
33	麻风毒证	山羊粪、麝香、童便	《后序本·药浴》
34	寒性疾病、四肢肿胀、化脓	干酒糟、鸽粪	《后序本·药浴》
35	取出受伤留在体内的弹丸时	山羊粪、鸽粪、童便	《后序本·药浴》
36	疔疮、寒性痞块	一把香、刺参、卵叶橐吾、狼粪、醪糟	《后序本·药浴》
37	四肢黄水病、浮肿、肿胀	马、野驴、骡等的胃中余草	《后序本·药浴》
38	淋巴腺炎	酒、鸽粪	《后序本·药浴》
39	瘰病	人骨髓、人头肌肉、小腿肚肌肉、独活、瑞香、狼毒、酒	《后序本·药浴》
40	石痞	刺参、绢毛毛茛、青蒿、玉竹、酒糟、鼠粪、干姜	《后序本·药浴》
41	骨关节痛风	人骨、喜马拉雅紫茉莉	《后序本·药浴》
42	隆型肿胀	酒、油渣	《后序本·药浴》

注 * 号者为使用五味甘露处方的条目。

依据不同病种的药浴处方整理，发现在42种病证中共有9个病证使用了五味甘露处方，分别为肌肉痈疽、内脏脓疡、颈项僵直手臂失去功能、箭头停留在深部、尾椎骨受伤、腹腔失散生腺瘿、白脉病和中风、肾脉疾病扩散，占全部使用药浴病种的1/6，多与外伤康复、神经肌肉功能损伤有关。可见当时药浴疗法适用病种范围非常广泛。此外，绝大部分病种应用药浴进行治疗时并未采用五味甘露处方，说明五味甘露在当时有着明确的适应证。

二、不同药浴种类的处方

《四部医典》记载的人工药浴主要分为药水浴、熏蒸、缚浴三类，每种浴法主治病种不同，所选用的处方也存在很大差异。为比较《四部医典》不同药浴疗法处方的异同，现对各类药浴的处方加以分类整理。

（一）药水浴

药水浴是采用特定处方配制药水，使身体浸入药水或采用药水冲洗进行干预的疗法。对《四部医典》的统计结果显示，17种病证采用了药水浴的疗法，组方构成数量参差不齐，所用药材非常灵活，甚至还有2种疾病使用了单味药。药水浴常以全身浸浴为主，也偶见局部浸浴和冲洗（表2-3）。

表2-3 药水浴疗法处方

序号	病证	处方构成	应用方式	联合应用
1	赤巴病	桶酥、大蒜、盐	浸浴	内服降真香药油、内服藏茵陈下泻汤与冰片二十五味方
2	热性痞块	艾叶、刺参、毛茛、牛膝、小茴香、老鼠粪	浸浴	针刺、放血
3	热证传于韧带	光梗丝石竹、天门冬、艾叶、天然碱、酒母	浸浴	
4	黄水病	刺芒龙胆、大黄、诃子、狼毒、瑞香狼毒、亚大黄、蔓荆子、黄水三药、黄牛尿	沐浴	脉泻法

序号	病证	处方构成	应用方式	联合应用
5	内部痈疽严重者	白芸香、离娄、诃子、藏黄连、荜茇、黄牛溲	洗浴	
6	内脏脓疡	藏麻黄、黄花杜鹃、圆柏枝、水柏枝、白野蒿*	水浴	
7	内脏脓疡	臭当归、鸽粪、独活	水浴	外敷酒糟、外敷散剂
8	羊癫风	冰片、牛黄、六妙药、檀香、白芸香、童便	洗浴	
9	颈项僵直手臂失去功能	侧柏、杜鹃花、藏麻黄、蒿、水柏枝*	药浴	
10	尾椎骨受伤	侧柏、杜鹃花、藏麻黄、蒿、水柏枝*	浴熨	针刺放血、脉泻
11	肾脉受伤	干酒糟、油渣	洗浴、温浴	
12	寒性腐肿	青蒿	洗涤	
13	溃疡	天然碱水	洗涤	
14	黄水	酒、牛尾蒿、紫檀香、水柏枝	浸浴、药浴	
15	阳光毒和湿气毒	童便人中黄取汁、红花、麝香、阿魏、大蒜	洗涤	内服六味主药药油、按摩
16	疮疤肿胀	油陈骨、油渣、贝壳	浴洗	
17	陈旧创伤、四肢强直	青蒿、天然碱、酒糟	药浴	

注 * 号者为使用五味甘露处方的条目。

（二）缚浴

缚浴也称"罨敷"，是将药物或物品敷于人体特定部位，以达到治病目的的一种外治法。《后序本》记载缚浴的处方和操作方法，共涉及 22 种病证和处方，现加以整理（表 2-4）。

表 2-4　缚浴疗法处方

序号	病证	处方构成	药浴种类	联合应用
1	热证传于韧带	光梗丝石竹、天门冬、艾叶、天然碱、酒母	罨敷	
2	天花未出时	甘草、牛乳	煎汤涂抹	童便洗涤，山羊脂肪与猪油、多刺绿绒蒿制剂擦涂
3	中期疾病扩散	狗粪、瑞香狼毒、刺参、三毒药、四粪、紫草茸、安息香、生面粉、菜子油	罨敷	
4	寒性腐肿	青蒿	罨敷	
5	腹腔失散生腺瘿	侧柏、杜鹃花、藏麻黄、青蒿、水柏枝 *	罨敷	
6	烟雾毒	六种主药加川乌、五灵脂	熨疗	
7	疮疤肿胀	油陈骨、油渣、贝壳	罨敷	
8	肿胀	秦艽、犏牛粪、乳酪	罨敷	
9	白脉病和中风、肾脉疾病扩散	圆柏枝、杜鹃花、藏麻黄、青蒿、水柏枝 *	罨敷	
10	白脉病和中风、肾脉疾病扩散	酒、獐粪	罨敷	
11	脉病蔓延、肿胀、僵硬强直	青蒿、独活、藏麻黄、甘松、童便	罨敷	
12	热证扩散	蒙古蒿、红景天	罨敷	
13	麻风毒证	山羊粪、麝香、童便	罨敷	
14	寒性疾病、四肢肿胀、化脓	干酒糟、鸽粪	罨敷	

序号	病证	处方构成	药浴种类	联合应用
15	取出受伤留在体内的弹丸时	山羊粪、鸽粪、童便	罨敷	
16	疔疮、寒性痞块	一把香、刺参、卵叶橐吾、狼粪、醪糟	罨敷	
17	四肢黄水病、浮肿、肿胀	马、野驴、骡等的胃中余草	罨敷	
18	淋巴腺炎	酒、鸽粪	罨敷	
19	瘰疬	人骨髓、人头肌肉、小腿肚肌肉、独活、瑞香狼毒、酒	罨敷	
20	石痞	刺参、绢毛毛茛、青蒿、玉竹、酒糟、鼠粪、干姜	罨敷	
21	骨关节痛风	人骨、喜马拉雅紫茉莉	罨敷	
22	隆型肿胀	酒、油渣	罨敷	

注＊号者为使用五味甘露处方的条目。

（三）熏蒸

熏蒸是通过药液蒸汽作用于人体的疗法。《四部医典》中针对热证、四肢创伤等疾病都记载有详细的熏蒸方法，共涉及11种病证和处方。现整理如下（表2-5）：

表2-5 熏蒸疗法处方

序号	病证	处方构成	药浴种类	与其他疗法的联合应用情况
1	热性痞块	艾叶、刺参、毛茛、牛膝、小茴香、老鼠粪	熏蒸	针刺、放血
2	肌肉痈疽	藏麻黄、黄花杜鹃、圆柏枝、水柏枝、白野蒿＊	熏疗	

序号	病证	处方构成	药浴种类	与其他疗法的联合应用情况
3	内脏脓疡	臭当归、鸽粪、独活	蒸疗	外敷酒糟、外敷散剂
4	脂肪性疝气	香薷八味方	熏浴	
5	下体拖曳	麝粪	熏浴	
6	箭头停留在深部	蝙蝠肉、猪肉	蒸汽熏	
7	陈旧脉证	侧柏、杜鹃花、藏麻黄、蒿、水柏枝 *	熏熨	脉泻
8	中期疾病扩散	狗粪、瑞香狼毒、刺参、三毒药、四粪、紫草茸、安息香、生面粉、菜子油	熏浴	
9	培根型肿胀	瑞香狼毒、当归、侧柏、青蒿、鸽子粪	熏浴	
10	黄水	酒、牛尾蒿、紫檀香、水柏枝	熏熨	
11	阳光毒和湿气毒	童便人中黄取汁、红花、麝香、阿魏、大蒜	蒸汽药浴	内服六味主药药油、按摩

注 * 号者为使用五味甘露处方的条目。

三、处方分析

（一）总体情况

藏药浴中除对水的要求外，所用药物极其广泛，几乎覆盖所有无毒副作用的藏药，乃至各种谷物、动物粪、鲜花等都在使用之列。统计各药物使用频次，结果显示，青蒿、藏麻黄、水柏枝等使用频次最高，其次是黄花杜鹃、侧柏叶、鸽粪、童便、酒等（表2-6）。

表2-6 药物频次（单位：次）

药物	频次	药物	频次
青蒿	10	酒糟	4
藏麻黄	8	瑞香狼毒	4
水柏枝	8	刺参	4
黄花杜鹃	7	独活	3
侧柏叶	5	油渣	3
鸽粪	5	天然碱	3
童便	5	圆柏枝	3
酒	5		

应用中医传承辅助平台软件，对处方中的药物进行组方规律分析，支持度个数5，置信度0.6，可得组方规律示意图（图2-1）。可见在《四部医典》中，"五味甘露"已是核心用药处方。

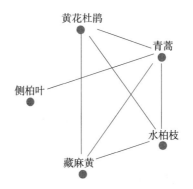

图2-1 《四部医典》药浴处方组方规律

（二）药水浴处方

对药水浴处方进行药物频次统计，结果显示，使用频次最高的药物为水柏枝、青蒿，其次为天然碱、黄花杜鹃、藏麻黄等（表2-7）。进一步分析药水浴处方组方规律，支持度个数3，置信度0.6，显示其核心处方为水柏枝 – 黄花杜鹃 – 藏麻黄（图2-2）。

表2-7 药水浴药物频次（单位：次）

药物	频次	药物	频次
水柏枝	4	艾叶	2
青蒿	4	童便	2
天然碱	3	诃子	2
黄花杜鹃	3	酒糟	2
藏麻黄	3	大蒜	2
白芸香	2	侧柏叶	2
油渣	2	檀香	2

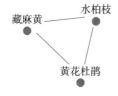

图2-2 药水浴组方规律

（三）缚浴处方

对缚浴处方进行药物频次统计，显示使用频次最高的药物为青蒿、酒，其次为童便、刺参、鸽粪、藏麻黄等（表2-8）。进一步分析缚浴组方规律，支持度个数2，置信度0.6，显示其

核心处方为青蒿－藏麻黄－黄花杜鹃－水柏枝、童便－山羊粪
（图 2-3）。

表 2-8　缚浴药物频次（单位：次）

药物	频次	药物	频次
青蒿	5	独活	2
酒	4	瑞香狼毒	2
童便	3	黄花杜鹃	2
刺参	3	油渣	2
鸽粪	3	山羊粪	2
藏麻黄	3	水柏枝	2
酒糟	2		

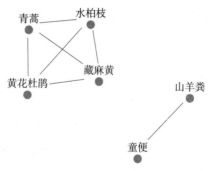

图 2-3　缚浴组方规律

（四）熏蒸处方

对熏蒸处方进行药物频次统计，显示使用频次最高的药物
为水柏枝，其次为黄花杜鹃、瑞香狼毒、青蒿等（表 2-9）。进
一步分析熏蒸组方规律，支持度个数 2，置信度 0.6，显示其核
心处方为水柏枝－黄花杜鹃－藏麻黄、青蒿－侧柏叶（图 2-4）。

表 2-9　熏蒸药物频次（单位：次）

药物	频次	药物	频次
水柏枝	3	刺参	2
黄花杜鹃	2	鸽粪	2
瑞香狼毒	2	藏麻黄	2
青蒿	2	侧柏叶	2

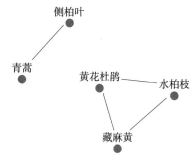

图 2-4　熏蒸组方规律

　　根据对《四部医典》药浴处方分析结果，发现共有 42 种病证明确记载了藏医药浴处方，病种使用频次最高的为四肢创伤类，共 7 次；药浴种类使用频次依次为缚浴 22 种、药水浴 17 种、熏蒸 11 种；合并有 6 种 9 个病证使用了五味甘露处方，其中药水浴 3 种、缚浴 2 种、熏蒸 2 种，占全部使用药浴病种的 1/6。依据这些结果，可以认为在《四部医典》成书的历史时期，药浴疗法的临床应用范围非常广泛，但以运动障碍、术后康复为主；缚浴的使用范围明显高于药水浴，可能与缚浴操作便利有关；不同疗法和不同药浴种类所采用的处方非常丰富，五味甘露方虽已出现，但尚未成为核心处方。

第二节　现代藏医药浴处方的应用分析

从《四部医典》系统记载药浴处方至今，尽管历代藏医对藏医药浴经验各有发挥，但也逐步确认了五味甘露处方的核心地位。近年来由于藏医药浴临床应用呈现蓬勃发展之势，各家机构基于不同病种、不同传承，开展了广泛的药浴临床实践。为总结梳理当前藏医药浴处方应用情况，分析凝练各地对不同病种的药浴组方规律，比较发现古今药浴处方的传承现状，现对各种文献来源的藏医药浴处方加以分析。

一、文献筛选

以"藏药浴"为关键词，检索中国知网、万方、维普3个数据库，分别检索出各类文献99篇、320篇、72篇（截至2019年12月）。纳入标准：①属于藏药浴临床研究；②采用藏药浴疗法或藏药浴联合其他疗法；③有明确的藏药浴处方；④有明确临床疗效报道。排除标准：①综述类、理论探讨、动物实验、个案报道、专家经验研究；②重复发表的文献。

依据纳入和排除标准，对上述文献筛选后得到76篇文献，共有79个处方，另从《中国藏药浴》摘录处方31种，共计120个处方，涉及206种药物（表2-10、表2-11）。

表2-10　中国知网来源文献的部分药浴处方

序号	病证	处方构成
1	类风湿关节炎	藏麻黄、黄花杜鹃、圆柏枝、水柏枝、白野蒿

续表

序号	病证	处方构成
2	牛皮癣、脓疱疮	水柏枝、藏麻黄、大籽蒿、烈香杜鹃、刺柏、草决明、黄葵子、天门冬、孜然芹、雄黄、白芝麻、生等、白云香、硫黄
3	脑卒中后肢体痉挛	藏麻黄、黄花杜鹃、圆柏枝、水柏枝、白野蒿
4	类风湿关节炎	藏麻黄、黄花杜鹃、圆柏枝、水柏枝、白野蒿
5	类风湿关节炎	藏麻黄、黄花杜鹃、圆柏枝、水柏枝、白野蒿
6	骨关节炎	藏麻黄、黄花杜鹃、圆柏枝、水柏枝、白野蒿
7	类风湿关节炎	藏麻黄、黄花杜鹃、圆柏枝、水柏枝、白野蒿
8	类风湿关节炎	藏麻黄、黄花杜鹃、圆柏枝、水柏枝、白野蒿
9	痉挛型脑瘫	杜鹃叶、圆柏叶、藏麻黄、水柏枝、野蒿、青蒿
10	类风湿关节炎	藏麻黄、黄花杜鹃、圆柏枝、水柏枝、白野蒿
11	痛风性关节炎	藏麻黄、黄花杜鹃、圆柏枝、水柏枝、白野蒿
12	类风湿关节炎	水柏枝、烈香杜鹃、藏麻黄、野青蒿
13	类风湿关节炎	水柏枝、藏麻黄、野青蒿、烈香杜鹃
14	类风湿关节炎	藏麻黄、水柏枝、圆柏叶、烈香杜鹃
15	类风湿关节炎	藏麻黄、黄花杜鹃、圆柏、水柏枝、白叶蒿、白酒、麝香
16	急性痛风关节炎	藏麻黄、黄花杜鹃、圆柏枝、水柏枝、白野蒿
17	类风湿关节炎	藏麻黄、黄花杜鹃、圆柏枝、水柏枝、白野蒿
18	腰椎间盘突出	藏麻黄、黄花杜鹃、圆柏枝、水柏枝、白野蒿、麸皮、麻渣

表2-11 《中国藏药浴》来源药浴处方

序号	病证	处方构成
1	风湿类风湿关节炎	藏麻黄、黄花杜鹃、圆柏枝、水柏枝、白野蒿

序号	病证	处方构成
2	风湿类风湿关节炎	藏麻黄、黄花杜鹃、圆柏枝、水柏枝、白野蒿、白乳香、决明子、芝麻、儿茶、甘草、獐子粪、红檀香、草红花、藏红花、麝香
3	强直性脊柱炎	藏麻黄、黄花杜鹃、圆柏枝、水柏枝、白野蒿、杜鹃、红花、阳起石、黄芪、天冬、沉香、降香、肉豆蔻、紫香木
4	痛风	藏麻黄、黄花杜鹃、圆柏枝、水柏枝、白野蒿、狼毒、黄葵子、乳香、决明子、迷果芹、龙骨
5	瘫痪	藏麻黄、黄花杜鹃、圆柏枝、水柏枝、白野蒿
6	瘫痪	龙骨、马骨、狗骨、杂骨
7	小儿脑瘫	藏麻黄、黄花杜鹃、圆柏枝、水柏枝、白野蒿、紫香木、朱砂、珊瑚、藏红花、决明子
8	小儿脑瘫	藏麻黄、黄花杜鹃、圆柏枝、水柏枝、白野蒿、珍珠母、珊瑚散、獐子粪、白沉香、毛蒿草
9	癫痫	阿魏、肉豆蔻、丁香、肉桂、姜、荜茇、安息香、乳香、石榴、大蒜灰、白豆蔻、藏青果、细叶乌头、藏茴香、沉香、木香、藏木香、藏菖蒲、猛兽或海生动物的肉和胆
10	癫痫	药油、三果、广酸枣、油松、紫花马先蒿、姜黄、小檗、手掌参、丁香、草木樨、广木香、悬钩子、唐古特青蓝、木棉花、黄花杜鹃、腊肠果、茜草、石榴、蔓荆子、草果、铁线莲、毛瓣绿绒蒿、檀香、刺柏、陈酥油
11	癫痫	藏麻黄、黄花杜鹃、圆柏枝、水柏枝、白野蒿
12	老年性脑病	藏麻黄、黄花杜鹃、圆柏枝、水柏枝、白野蒿、肉蔻、阿魏、甘草、紫香、黑沉香、珍珠母

序号	病证	处方构成
13	老年性脑病	藏麻黄、黄花杜鹃、圆柏枝、水柏枝、白野蒿、藏红花、獐子粪、迷果芹、黄芪、亚大黄、大蒜灰
14	硬皮病	艾叶、花椒、红花、当归
15	硬皮病	透骨草
16	硬皮病	黄芪、红花、肉桂
17	硬皮病	冷蒿根叶、天然碱、酒曲
18	硬皮病	艾叶、花椒、红花、当归、藏麻黄、黄花杜鹃、圆柏枝、水柏枝、白野蒿
19	银屑病	藏麻黄、黄花杜鹃、圆柏枝、水柏枝、白野蒿、硫黄、白芸香、生等、雄黄、天门冬、草决明、黄葵子、白芝麻、孜然芹、麝香
20	银屑病	藏麻黄、黄花杜鹃、圆柏枝、水柏枝、白野蒿、乳香、硫黄、决明子、藏红花、雌黄、干姜、大黄
21	带状疱疹	藏麻黄、黄花杜鹃、圆柏枝、水柏枝、白野蒿、刺芝龙胆、大黄、诃子、亚大黄、蔓荆子、黄水三药
22	手足癣	藏麻黄、黄花杜鹃、圆柏枝、水柏枝、白野蒿、硫黄、乳香、藏红花
23	产后受风	藏麻黄、黄花杜鹃、圆柏枝、水柏枝、白野蒿、藏木香、诃子、余甘子、紫檀香、沙棘膏、鬼臼
24	骨质疏松	藏麻黄、黄花杜鹃、圆柏枝、水柏枝、白野蒿、肉蔻、龙骨、珍珠母、沉香、红花、天竺黄、广木香、丁香

序号	病证	处方构成
25	骨质疏松	藏麻黄、黄花杜鹃、圆柏枝、水柏枝、白野蒿、藏木香、余甘子、肉蔻、黑沉香、硼砂、安息香
26	颈腰椎间盘突出	刺柏、黄花杜鹃、西河柳、白野蒿、加拉日、驱黄水药的五根散、森登、草红花
27	颈腰椎间盘突出	麝粪
28	骨性关节炎	藏麻黄、黄花杜鹃、圆柏枝、水柏枝、白野蒿、沉香、广木香、肉豆蔻、紫檀香、乳香、小檗皮、儿茶、硫黄、朱砂
29	雀斑	白芷、白僵蚕、白蒺藜、白丁香、白薇、草乌、杏仁（去皮尖）、甘松、山楂、豆粉、儿茶、樟脑
30	雀斑	藏麻黄、黄花杜鹃、圆柏枝、水柏枝、白野蒿、甘松、蛇床子、杏仁（生）、白芷、蓖麻仁、白蒺藜（去刺）、白牵牛（酒浸）、白果仁
31	雀斑	甘松、山茶、细辛、白及、防风、荆芥、山楂、僵蚕、天麻、羌活、枯矾、檀香、川椒、菊花
32	雀斑	藏麻黄、黄花杜鹃、圆柏枝、水柏枝、白野蒿、藏红花、雪莲花、龙胆花、牡丹花
33	痤疮	大黄、硫黄
34	痤疮	藏麻黄、黄花杜鹃、圆柏枝、水柏枝、白野蒿、乳香、藏红花、决明子、儿茶、紫檀香
35	黄褐斑	藏麻黄、黄花杜鹃、圆柏枝、水柏枝、白野蒿、藏红花、雪莲花、龙胆花、牡丹花
36	黄褐斑	藏麻黄、黄花杜鹃、圆柏枝、水柏枝、白野蒿、藏红花、雪莲花、珍珠母、珍珠粉、牛奶、沉香、硫黄

序号	病证	处方构成
37	脱发	藏麻黄、黄花杜鹃、圆柏枝、水柏枝、白野蒿、天冬、雄黄、雌黄、沉香、檀香、儿茶、草红花、雪莲花、樟脑
38	脱发	藏麻黄、黄花杜鹃、圆柏枝、水柏枝、白野蒿、余甘子、藏红花、50%酒精
39	肥胖症	藏麻黄、黄花杜鹃、圆柏枝、水柏枝、白野蒿、冬瓜皮、茯苓、木瓜
40	肥胖症	藏麻黄、黄花杜鹃、圆柏枝、水柏枝、白野蒿、麻黄、荷叶、车前草、荆芥、薄荷、山楂叶、藿香、明矾、冬瓜皮、海藻、白芷
41	慢性疲劳综合征	藏麻黄、黄花杜鹃、圆柏枝、水柏枝、白野蒿、天冬、黄芪、乳香、沉香、降香

依据《中华藏本草》《中国藏药》藏药工具书对藏药材的分类方法，对处方中的药物名称进行规范化整理（表2-12），计算各药物的频次，并使用中医传承辅助平台软件分析处方组方规律（图2-5）。

表2-12　主要药物名称规范

药名	阴	阳	草	土	水
	藏麻黄	圆柏枝	杜鹃叶（花）	青蒿	水柏枝
植物	岩生麻黄、单子麻黄、异株矮麻黄	滇藏方柏枝、祁连圆柏、大果圆柏、叉籽圆柏、方枝柏、刺柏叶	烈香杜鹃、樱草杜鹃、毛喉杜鹃、黄花杜鹃	青蒿、黄花蒿、冷蒿、大籽蒿	水柏枝

二、总体情况

对上述文献中涉及的病种进行统计，频次最高的病种为类风湿关节炎，高达 46 次，其他依次为银屑病、硬皮病、骨关节炎等（表 2-13）。

表 2-13 疾病频次（单位：次）

疾病	频次	疾病	频次
类风湿关节炎	46	风湿性关节炎	4
银屑病	9	痛风性关节炎	4
硬皮病	5	癫痫	3
骨关节炎	5	骨质疏松	3
膝关节炎	4	腰椎间盘突出	3
雀斑	4	牛皮癣	3

统计处方中药物频次，显示使用频次最高的为青蒿、水柏、藏麻黄、杜鹃、圆柏，即五味甘露方各单味药用药频次明显高于其他药物，其次为决明子、黄葵子等（表 2-14）。

表 2-14 药物频次（单位：次）

药物	频次	药物	频次
青蒿	107	刺柏	26
水柏	106	尼行	23
藏麻黄	105	巴珠	23
杜鹃	103	加哇	23
圆柏	82	然尼	23
决明子	30	参玛	23
黄葵子	30	松香	20

采用支持度 23、置信度 0.9，分析藏药浴组方规律，获得组方规律，包括 13 种药物，五味甘露方为核心处方（图 2-5）。

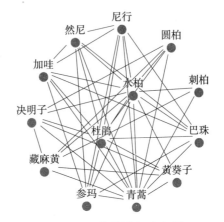

图 2-5　藏药浴组方规律

应用软件中的新处方探索功能，相关度 8，惩罚度 2，得到藏医药浴新处方组成（图 2-6）。

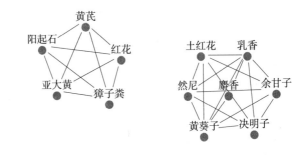

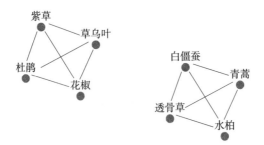

图 2-6　藏医药浴新处方

三、组方规律

依据现代文献报道涉及的病种排序，对报道频次超过5次的4个病种完成深度分析，依次为类风湿关节炎、银屑病、硬皮病、骨关节炎，使用中医传承辅助平台软件获得对用药频次、组方规律的基本认识。

（一）类风湿关节炎

对现代治疗类风湿关节炎的藏医药浴处方加以整理，统计其药物频次，显示除五味甘露方单味药外，使用频次最高的为麝香、刺柏、决明子等（表2-15）。

表 2-15　药物频次（单位：次）

药物	频次	药物	频次
藏麻黄	45	决明子	10
杜鹃	45	然尼	9
水柏	45	加哇	9
青蒿	44	黄葵子	9
圆柏	34	尼行	9
麝香	11	巴珠	9
刺柏	11	参玛	9

设置支持度个数10，置信度0.6，分析类风湿关节炎药浴组方规律，显示其组方以五味甘露为核心处方，常用药主要为麝香（图2-7）。

应用软件中的新处方

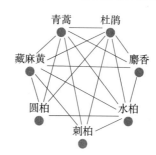

图 2-7　类风湿关节炎药浴组方规律

探索功能，设置相关度8，惩罚度2，获得类风湿关节炎药浴新处方（图2-8）。

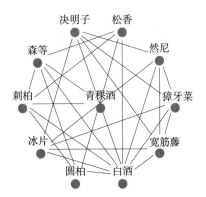

图2-8 类风湿关节炎药浴新处方

（二）银屑病

对现代治疗银屑病的藏医药浴处方加以整理，统计其药物频次，显示除五味甘露方单味药外，使用频次最高的为决明子、硫黄、黄葵子等（表2-16）。

表2-16 药物频次（单位：次）

药物	频次	药物	频次
青蒿	9	孜然芹	1
水柏	8	尼行	1
藏麻黄	8	天冬	1
杜鹃	8	雄黄	1
圆柏	7	参玛	1
决明子	6	白芝麻	1
硫黄	5	森等	1
黄葵子	5	加哇	1
松香	5	麝香	1

续表

药物	频次	药物	频次
巴珠	4	白芸香	1
然尼	1		

设置支持度个数 5，置信度 0.6，分析银屑病药浴组方规律，显示其组方以五味甘露为核心处方，常用药包括决明子、麝香、硫黄、松香、黄葵子（图 2-9）。

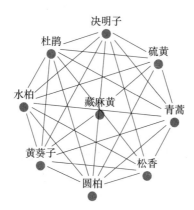

图 2-9　银屑病药浴组方规律

应用软件中的新处方探索功能，设置相关度 9，惩罚度 2，获得银屑病药浴新处方（图 2-10）。

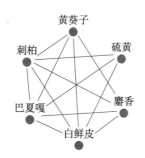

图 2-10　银屑病药浴新处方

（三）硬皮病

对现代治疗硬皮病的藏医药浴处方加以整理，统计其药物频次，显示在治疗硬皮病的药浴处方中，常用药物有红花、当归、花椒、青蒿、艾叶等（表2-17）。

表2-17　药物频次（单位：次）

药物	频次	药物	频次
红花	3	水柏	1
当归	2	天然碱	1
花椒	2	藏麻黄	1
青蒿	2	杜鹃	1
艾叶	2	酒曲	1
黄芪	1	肉桂	1
圆柏	1	透骨草	1

设置支持度个数2，置信度0.6，分析硬皮病药浴组方规律，获得其组方规律，主要包括红花、艾叶、当归、花椒（图2-11）。

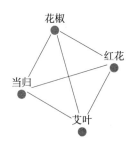

图2-11　硬皮病组方规律

（四）骨关节炎

对现代治疗骨关节炎的藏医药浴处方加以整理，统计其药物频次，显示在治疗骨关节炎的药浴处方中，使用频次最高的为水柏、藏麻黄、青蒿、乳香等（表2-18）。

表2-18 药物频次（单位：次）

药物	频次	药物	频次
水柏	5	达利花叶	3
藏麻黄	5	黄葵子	3
青蒿	5	刺柏	3
乳香	4	花椒	3
大黄	3	西藏猫乳	3
诃子	3	毛诃子	3
土红花	3	草乌叶	3
余甘子	3	宽筋藤	3

设置支持度个数4，置信度0.6，分析骨关节炎药浴组方规律，获得其组方规律，主要包括藏麻黄、水柏、乳香、青蒿（图2-12）。

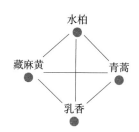

图2-12 骨关节炎组方规律

根据对现代76种文献及专著120种药浴处方的分析结果，可以发现使用药浴频次最高的病种为类风湿关节炎，高达46种；全部药浴处方共涉及260种药物，其中13种使用频次最高，对其组方规律进行分析，明确五味甘露方为核心处方，充分体现了当代对《四部医典》药浴处方经验的传承应用。但就具体病种而言，类风湿关节炎和银屑病处方中五味甘露的核心地位最为突出，而硬皮病和骨关节炎药浴处方对五味甘露方应用并不突出，这或许与文献样本量过小有关，有待结合各地临床实际加以分析判断。

参考文献

[1] 罗达尚. 中华藏本草 [M]. 北京：民族出版社，1997.

[2] 青海省药品检验所，青海省藏医药研究所. 中国藏药 [M]. 上海：上海科学技术出版社，1996.

[3] 黄福开. 中国藏药浴 [M]. 北京：中国藏学出版社，2003.

第三章　藏医药浴临床用药

藏医药浴在千百年经验积累和传承过程中，逐步形成了以五味甘露方为核心的处方体系，所用药材除 5 种核心用药外，还广泛应用了大量藏药材加减使用，初步统计这类常用药材达 200 余种，涉及植物药、矿物药和动物药，其中大量药材为雪域高原道地药材或品种。这种用药经验为藏医药浴发挥特色优势提供了重要的物质基础。

第一节　五味甘露方用药

五味甘露方作为藏医药浴的核心处方，其基本药物构成获得藏医专家的普遍共识。但受到专家用药偏好、药材基原差异、药名翻译等因素影响，不同文献对五味甘露方用药的记载存在颇多出入。但就该方的组方思路而言，无论具体药物如何不同，都可以分为阴甘露、阳甘露、土甘露、水甘露、草甘露 5 种。现以 5 种甘露的划分方法为线索，对五味甘露常用药加以分类综述。

一、阴甘露

阴甘露在五味甘露方中多指藏麻黄。藏麻黄包括岩生、坡生、山生及水生四种，其中岩生麻黄为藏医药浴的常用品种，分为单子麻黄和异株矮麻黄两种。中药草本麻黄也常用于藏医药浴，但疗效差异有待研究。

（一）药物基原

藏麻黄为麻黄科麻黄属植物藏麻黄的地上部分，小灌木，茎直立，较粗壮，高20～55cm，分节，节间距约为2.5cm，呈现明显的纵槽纹。表面呈草绿花或黄棕色，有明显纵走棱形，但手触无粗糙感。质地较脆，易折断，断面有粉状物，呈纤维状，外层为淡绿或黄绿色，中央呈红棕色，有微弱香气。叶膜质，2裂，裂片呈三角形，交互对生于节上。雌球花单个对生于节上，无梗或梗较短；雄球花有膜质假花被，常2～3个呈复穗状对生于节上，有8枚雄蕊。花期在7月份，成熟期在8～9月份。一般在6～9月份割取枝条，洗净晾干或低温干燥后，捆扎或切断使用。主产于西藏及喜马拉雅南坡，长于海拔3300～4600m的山坡上。

岩生麻黄中的单子麻黄较矮，小灌木高5～15cm，亦分节，但节间较短，长1～2cm，叶鞘状，雌球花在基部合生，而雄球花多生于小枝中上部，而异株矮麻黄高5～18cm，亦为小灌木，木质茎极短，叶膜质，雌雄异株。这两种麻黄均主产于西藏、青海、四川等地，分布较广，生长于海拔3000～4600m的山坡上，且性味功效与藏麻黄相似，可以代之入药。

（二）性味功效

藏医文献对藏麻黄记载较多，如在《味气铁鬘》中载有"麻黄性燥、凉"，《如意宝树》认为"麻黄清新旧热证，特别能清烦热，黑者清肝热最好"，《晶珠本草》认为藏麻黄具有"止血、清脾热"的功效，《无垢晶球》认为其"止出血治脾热病"。根据藏医临床经验，藏麻黄味苦、涩，性凉，具有清热、止血及解表止咳的作用，主要应用于热性赤巴病，如肝热、脾热、新旧热病，以及由此引起的衄血、迫血妄行、烦躁不安等证。五味甘露方主要用其清肝热、解表及走窜之性，有除痹之功。

（三）现代研究

藏麻黄主要化学成分包括生物碱、黄酮、挥发油、有机酸、氨基酸、多糖和鞣质等。生物碱是藏麻黄最重要的化学成分类别之一，主要有麻黄碱、伪麻黄碱、N-甲基麻黄碱、D-N-甲基伪麻黄碱、去甲基麻黄碱、D-去甲基伪麻黄碱及麻黄次碱等。其中，麻黄碱和伪麻黄碱是其主要有效成分。质量控制方面，有研究采用HPLC法对6个不同产地藏麻黄中盐酸麻黄碱和盐酸伪麻黄碱进行含量测定，发现其含有盐酸麻黄碱22.82mg/g，盐酸伪麻黄碱20.72mg/g。

藏麻黄药理作用主要体现在解热发汗、利尿、平喘、免疫抑制、抗氧化、抗菌、降血脂、降血糖、抗凝血、抗肿瘤、抗病毒、提高中枢痛阈、松弛平滑肌等方面。但超剂量使用，可能会出现头晕、耳鸣、心悸、血压升高、瞳孔散大、排尿困难等不良反应，严重会导致心肌梗死或死亡。

二、阳甘露

阳甘露在五味甘露方中主要指圆柏枝。藏医药浴所用圆柏枝主要为柏科圆柏属的多种植物，如滇藏方枝柏、祁连圆柏、大果圆柏、叉籽圆柏、方枝柏等的带嫩枝树叶和果实，藏医药浴多使用枝叶，也有个别枝叶果实混在一起使用。

（一）药物基原

圆柏枝的树叶形状有针形叶和鳞叶两种。其中针形叶以三叶交叉轮生，长 4～8mm 或 1～3mm，按品种不等，腹面有残留的白色粉末，呈三角状披针形，而鳞叶为交互对生，微有蜡粉，呈菱状卵形或背面拱圆，品种不同形态有差异。圆柏枝的种子有圆形或卵圆形，大小不一致，均为 8mm，有树脂槽。形态特征可参见植物形态。气清香。夏末秋初采摘带叶的嫩枝，洗净杂质，晾干或低温干燥。圆柏枝主产于西部地区的高山地带，也有某些品种分布较广，各地均有出产，如滇藏方枝柏、祁连圆柏、大果圆柏、叉籽圆柏、方枝柏等。

其中滇藏方枝柏为灌木，高 1～2m，或匍匐灌木，常丛生，枝皮呈灰褐色、薄片状，易脱落，一回分枝稀疏，着生物鳞形叶常三枚高叉轮生，二、三回分支紧密，着生的鳞形叶交互对生，树叶排列紧密，雌雄异株，果实成熟时呈黑褐色，长 7～9mm，直径 6～7mm，呈球形或卵球形，幼树上有刺叶，产于中国西藏东南部、云南西北部，及不丹、尼泊尔等地，生长在海拔 3000～5000m 的高山地带，与灌丛或针、阔叶林混生。而祁连圆柏为小乔木，高 5～12m，亦可见灌木状，树皮不规则开裂，易脱落，呈灰色或灰褐色，一回分枝圆柱形，二、三回分枝长短相差不大，近四棱形，幼树生刺叶，三枚交叉轮生，三角状披针形，老树几乎全为鳞叶，交互对生，菱状卵形，球果长 9～13cm，卵圆形，幼时为绿色，成熟后呈黑色；枝条整体平展，呈扁平状。主产于青海、甘肃及四川，长于海拔 2500～4000m 的阳坡上。大果圆柏则为乔木，高 25m，亦可见灌木状，树皮呈灰褐色，易脱落；分枝与祁连圆柏类似，幼树生有刺叶，三叶交叉轮生，鳞形叶交互对生，背面拱圆，球果长 10～15mm，卵圆形，幼时为绿色，时有黑色斑点，成熟后呈红褐色或黑色，枝条分布较疏，整体不平展，呈轮状。主产于西藏、青海、甘肃、四川等地，长于海拔 3000～4500m 的阳坡。方枝柏同大果圆柏，为乔木，其高 15m，树干大，径达近 1m，树冠塔形，枝叶与大果圆柏相似，枝条较粗，且小分枝略有下垂，雌雄同株，球果圆形，直径 6mm，成熟后呈黑色。主产于西藏南部、甘肃、四川及云南等地，长于海拔 2500～4500m 阳坡上。除以上品种外，藏药圆柏的入药品种还有叉籽圆柏、香柏、密枝圆柏、塔枝圆柏等。

此外，在临床中使用的刺柏叶，入药为柏科植物刺柏和垂枝柏的带叶嫩枝，亦有以高山柏杜松等入药。刺柏叶的叶针形或线形，长短不一，随品种而定，表面呈淡绿色、黄绿色，腹面有深槽，背面有纵脊，有尖端、刺手，质地柔韧，不易扯断。横切面在显微镜下呈三角形，腹面有凹陷，表面细胞排列紧密，角质化，可见叶肉组织、树脂管、木质部、韧皮部等结构。一般在夏季采集带叶嫩枝，除杂质晾干。主产于西藏、青海一带，在我国各地均有分布。

刺柏叶中的刺柏为小乔木，高 8～16m，树冠一般成塔形，树皮呈褐色，易裂成薄片状而脱落，叶全为刺形，呈条状披针形，长 10～15mm，宽 15～18mm，基部有关节，先端具锐尖头，横切面呈新月形，叶在略下垂的小枝上三叶轮生。球花单生于叶腋，球果近球形，直径 6～8mm，覆白色粉末，成熟期为 2～3 年，成熟后呈淡红褐色，内具 3 枚种子。除产于青藏高原外，浙江、江西、湖南、湖北等地区亦有分布。长于海拔 1800～3500m 的山坡上，一般混在疏林之中。刺柏叶中的垂枝柏则为小乔木或见稀灌木，高达 10m，树冠呈圆锥形，枝条斜伸或平展，常靠近地面展开，枝梢及小枝下垂，树皮灰褐色或黄棕色，薄片状，易剥落，叶刺形，类似于刺柏，腹面凹，背面凸，但短窄，长 3～6mm，宽约 1mm，雌雄同株，很少见到异株者，球果单生于短枝顶端，呈卵圆形，长于8～13mm，直径约 9mm，幼时为绿色，成熟后呈紫黑色，或暗褐色、光滑，内有 1 粒种子。主产于西藏，在喜马拉雅南部国家亦有分布，生长于海拔 2800～3800m 阳坡的混交林中。

（二）性味功效

藏医理论认为圆柏枝枝叶，味苦、涩，性凉，其果，味辛，性平，其叶具有清肾热、解毒及除湿的功效，如《四部医典》认为其"叶清肾热，杀虫，治肾脏病、肾热病、膀胱热、炭疽病"，《晶珠本草》认为其"清肾热，治疗疮、炭疽"的功效，《让迥多吉》则强调了刺柏叶能"清下身之热"，《无垢晶球》还强调"治肾热和赘疣"的功效。此外，圆柏枝果实则具有清肝胆热及肺热的功效，如《味气铁鬘》认为其"果实味辛，性平"，《如意宝树》则明确"果实治肾病、脾病、膀胱病"。

此外，在临床应用及各类著作中，也可见阳甘露用刺柏叶，也具有清热解毒的功效，主要应用于肾热、黄水病及皮肤瘙痒、痔疮等病证。与藏茜草、紫草茸、薜蒉子等配伍，即为五味刺柏汤散，或与黄蜀葵、诃子、鸭嘴花、白豆蔻等配伍，共治肾热病、淋证等；与结血蒿、麻黄、杜鹃叶等配伍，可治风寒湿痹、关节积黄水、皮肤病等；又可与旱柳叶、唐古特瑞香叶、白蒿等配伍，治疗风湿痹证、皮肤病，既可内服，又可煎水外洗外敷。

（三）现代研究

圆柏含有多种化学成分，如黄酮类、挥发油类、萜类、木质素类等，黄酮类是其主要有效成分，包括柏木双黄酮、柏木双黄酮 4′,4- 二甲醚、穗花杉双黄酮、罗汉松双黄酮、儿茶素、槲皮素、异高黄芩素 7-O- β -D- 木糖苷、杨梅素 3-O- β -D- 葡萄糖苷和芦丁。现有研究采用芦丁作为质量标志物对圆柏进行质量控制。药理学研究表明，圆柏具有抗氧化、抗菌、抗炎、抗肿瘤、祛风镇静和活血止痛等作用，可用于风湿性关节炎、小便不利、迎风流泪、视物不清等疾病。

三、土甘露

土甘露在五味甘露中主要指青蒿。土甘露入药品种一直存在较大争议，早期一直用青蒿或黄花蒿，后来经研究人员考证，也有用冷蒿、大籽蒿者。有关土甘露的真正用药，还有待进一步研究确定，在临床上青蒿、冷蒿及大籽蒿三种药物都具有较好的疗效。

（一）药物基原

青蒿入药为菊科一年生草本植物青蒿和黄花蒿的全草。茎圆柱形，直立，高 1 ～ 2m，有较明显纵枝，易折断，断面黄白色，表面呈黄绿色或棕黄色，茎幼时微有短柔毛，后无毛，分枝较长。叶多皱缩或破碎。叶纸质，有羽状深裂，中轴明显，下部叶有叶柄，长 1 ～ 2cm，中上部叶无叶柄或叶柄较短。头状花序，呈球形，雌花 10 ～ 18 朵，两性花 10 ～ 30 朵，花呈深黄色，有瘦果，极小，椭圆形卵状。有浓香，口尝味苦，有清凉感。每年夏秋两季采收，除杂，鲜用或阴干，切段用，广布于全国各地。

冷蒿入药为菊科多年生草本植物冷蒿的茎枝，属藏药坎巴类之一的白坎巴。高 10 ～ 60cm，茎丛生，全株被灰白色短绒毛，有分枝。本品较青蒿细，茎、叶被淡黄色或灰白色绒毛，香气较弱，茎易折断，断面平整，海绵质，叶多皱缩成灰白色小团，叶呈羽状全裂，长 1 ～ 1.5cm，宽 0.7 ～ 1.5cm，顶裂片羽状全裂，侧裂片 3 ～ 5 小裂，所有小裂片线形，长 2 ～ 5mm，两面被毛。头状花序，在茎顶排成总状或复总状花序。总苞片 3 ～ 4 层，花序托有白色托毛，花呈黄色，边花雌性，中央花两性，有瘦果，褐色，较小，光滑。口尝味苦，稍有清凉感。多年生，于每年花前期采嫩枝，阴干备用。产于西藏、青海、甘肃等地，长于海拔 1000 ～ 3800m 的山坡、草地等地。有资料记载细叶亚菊亦可替本品入药，其茎被白色绒毛，叶二回羽状分裂，叶背面被稠密的长绒毛。头状花序少数，呈伞房花序，总苞呈钟状，分 4 层，边缘呈黑褐色，花呈黄色，性味功效均与冷蒿类似。

大籽蒿入药为菊科二年生草本植物大籽蒿的地上部分。高 30 ～ 150cm，茎直立单生，全株被白色短毛，中上部分枝较多，整株纵棱明显。本品呈绿色，有浓香，表面纵棱明显，覆绒毛，质地较硬，易折断，断面呈纤维性，中央有白色髓，较大，叶皱缩成破碎，被毛。叶纸质，上面被疏毛，浅绿色，下面被密毛，灰白色，茎中下部叶与黄花蒿类似，茎上部叶羽状全裂或不分裂，呈线形，较细长，均有叶柄，长 2 ～ 4cm。头状花序多数，多有长梗，在茎上部排列成圆锥总状花序，呈半球形，总苞片的 3 层，背面被白色微柔毛，边花雌性，中央花两性，结实，花呈黄色，瘦果光滑，长圆形。口尝微苦，研末呈灰白色。二年生，于 6 ～ 8 月份盛花期采割，除去老茎枯叶，阴干，切段备用。大籽蒿亦属坎巴类，为灰坎巴。主产于西藏及西北、华北、东北地区，长于海拔 2500 ～ 4200m 的草坡、河谷阶地、沙石滩等。

（二）性味功效

藏医文献对青蒿、冷蒿及大籽蒿记载较多，如《蓝琉璃》记载冷蒿"茎丛生，分枝少，苗期叶细，匍匐于地"，《晶珠本草》认为大籽蒿"止血，消散四肢肿胀"，"灰坎巴叶白色，状如火绒草，气味芳香，高一尺至一箭，生于石岩畔"。《形态比喻》载其功效为"散肿，治疮疖，托引肺病，利肾"，《无垢晶球》认为其"止血消肢体肿胀"，《如意宝树》认为"除隆证消肿除肉瘤"。综合藏医学临床经验，青蒿味苦，性寒，具有消肿、凉血止血、解暑及截疟的功效，用于化脓、消肿、清热，可单用水煎外洗，也可与摩苓草根、高原毛茛、鬼臼、葛缕子配伍，浸泡温敷，治疗外部热痞、风湿疖疮等。亦可用鲜品捣烂外敷以止血、散肿。在民间，又多用于驱蚊，作用明显。

（三）现代研究

青蒿主要含有倍半萜、二萜、黄酮、苯丙酸、香豆素、黄酮和挥发油等多种化学成分，其中倍半萜是青蒿中的主要化学成分。综合现代药理学研究成果，青蒿具有抗疟疾、抗肿瘤、抑菌杀虫、解热、抗炎、免疫调节、抗纤维化、抗心律失调、抗孕、抗单纯疱疹病毒、抗过敏、抗氧化、抑制脂肪变性、治疗糖尿病和骨溶解性疾病等作用。此外，大籽蒿中含有大量游离氨基酸，如 L– 异白氨基酸、r–J 氨酸、d– 缬氨酸、L– 天门冬氨酸、L– 精氨酸等，还含有挥发油、白蒿宁、白蒿素及苦艾素等成分，具有祛痰、平喘、消炎、抗菌、提高缺氧耐力及预防肺水肿等作用。

四、水甘露

水甘露在五味甘露方中主要指水柏枝。藏医药浴所用水柏枝品种分歧不大，也有采用香丽水柏枝、卧生水柏枝、球花水柏枝等代替入药者，或以柽柳属植物入药浴，但都以水柏枝为正品。

（一）药物基原

水柏枝入药为柽柳科木本植物水柏枝，以及同属数种植物的花、叶及嫩枝。本品为灌木，高2.5m。枝呈棕红色，叶较小，线形或条状长圆形，长2～4mm，宽0.5～1mm，顶端急尖或钝。总状花序，排列密，生于分枝顶部，长4～10cm；花梗比萼短。花丝2/3合生，子房圆锥形，长3～4mm，柱头头状；花瓣有5片，呈白色，紫红粉红色，长圆状圆形，长约5mm，花期后散落；萼片亦有5瓣，有白色膜质的宽边，长约4mm，略短于花瓣，呈长圆状卵形；苞片长5～7mm，几乎等于或略长于花梗与萼，呈披针状宽卵形，渐尖，有透明的膜质宽边；结蒴果，长约8mm，光滑，呈狭长圆锥形。枝条呈圆柱形，分枝较多，径3～6mm，小枝纤细，径约1mm。粗枝干燥后呈蓝棕褐色，分节，有细密纵皱纹；小枝痕盘状，黄绿色，芽紫色，分节较密；小叶呈条状，顶端黄绿色，背面密布白色小点。气味清香。口尝微苦、味淡。研粉为黄绿色。于6～7月采枝，除杂，晒干，切段备用，或水煎浓缩熬膏为用。主产于西藏、青海、甘肃、四川、陕西、山西、云南等地，长于河滩。

（二）性味功效

藏医理论认为水柏枝味涩、甘，性凉，具有清热解毒的功效。《晶珠本草》记载为"水柏枝清毒热，解毒，治黄水病；生于河滩，树干紫色，分枝细长、叶细小、青绿色、针状、花序穗状、紫红色"，《如意宝树》认为其"治黄水病，清解血热、内腔毒热"，《祖先口述》还提及水柏枝具有"温布解肉毒、配合毒"的作用。

在藏医临床经验中，水柏枝主要应用于毒热、血热、黄水病、瘟病时疫及中毒证等。可单味煎汤，治疗陈热、中毒证；与骨碎补、翼首草、乌奴龙胆、甘青乌头、黄葵子等配伍组成十五味水柏枝汤，治疗中毒扩散及一切热病；也可与圆柏子、紫菀、多腺悬钩子等配伍组成六味悬钩子汤，治疗发热、头痛、口苦、四肢关节疼痛等症及瘟疫病。在五味甘露中主要起清内毒、发敛黄水等作用。

（三）现代研究

水柏枝主要含有黄酮类、三萜类、没食子酸类、酚酸类、木脂素类、长链脂肪醇类等6类化学成分，其提取物或单体具有抗菌、抗炎镇痛、抗关节炎、提高细胞免疫、抗疲劳以及肝损伤保护等作用。

五、草甘露

草甘露在五味甘露中主要指杜鹃的叶或花。已知藏医使用的杜鹃品种多达20余种，传统分黑、白两类，白者除肺部一切疾病，黑者除寒病，但实际使用中多以白者入药。一般认为，草甘露主要为烈香杜鹃、樱草杜鹃及毛喉杜鹃，但毛喉杜鹃使用并不广泛。藏药浴也多采用黄花杜鹃叶，用药部位以叶为主，或叶、花共用，用杜鹃花者较少见。现主要介绍烈香杜鹃及樱草杜鹃。

（一）药物基原

杜鹃叶（花）入药为杜鹃花科木本植物烈香杜鹃及樱草杜鹃的叶和花，具有强烈香气。叶革质，质轻脆、易破碎，花皱缩，淡黄色或黄白色，破碎少。粉碎后呈绿黄色，可见色素块，浅黄色，大小形状不一。口尝有苦味，微涩。于6～8月份开花盛期采摘花、叶及嫩枝，晾干，切碎备用，主产于西藏、青海、四川、云南及甘肃，长于海拔3000～4200m的阴坡灌木林带。其中烈香杜鹃为常绿小灌木，高1.2～2m，枝皮淡黄褐色或灰白色，帚状分枝，枝条呈黄褐色，幼枝呈灰黑色，密生垢鳞及柔毛。叶革质，卵形成宽椭圆形，长1.6～4.5cm，宽0.8～2.5cm，基部圆形，顶端钝而具短尖头，上面呈黄绿色，光滑，下面为褐黄绿色，被有稀疏的棕色鳞片，叶柄长0.7～0.8cm，被鳞片。伞房花序，排列成半球形，密集；花梗短，被柔毛；花冠呈淡黄色，近杯形，外面光滑，内被柔毛；花萼黄色，分5裂，裂片呈卵状披针形，被有膜质鳞片及柔毛；雄蕊有5，呈朱红色，中下部有微柔毛；子房绿色，呈阔卵形，被微柔毛，花柱及柱头呈红褐色，密被柔毛。

樱草杜鹃的形态特征与烈香杜鹃相似，但叶多反卷或筒状，展平后呈矩圆状椭圆形，与烈香杜鹃略有不同，花亦为伞房花序，但花梗有鳞片，花冠下端筒部为红黄及棕红色，少数为紫红色，花萼5裂片呈矩圆形，且外被较密的鳞片。

（二）性味功效

藏医理论认为杜鹃叶味苦、涩，性温，其花味辛、甘，性温、轻，本品的叶有温胃祛寒、解毒及止咳的功效，而花有止咳化痰、消肿及滋补益肾的功效。《月王药诊》明确记载该药"治隆、赤巴、培根病，脾胃虚寒、消化不良、水土不服"，

《晶珠本草》中也记载"性温而平，味甘、苦、涩，能除隆、赤巴病、培根病、肺病刺痛，并能滋补益寿，也可开胃"，《味气铁鬘》也强调其"味苦、性温、效轻，治培根病"。

根据藏医临床经验，杜鹃叶主要用于胃寒、食欲不振、咳嗽、皮肤病，与肉桂、草果、豆蔻等配伍，治疗腹泻、呕吐、消化不良、食欲不振及胃痛等；与胡椒、干姜、荜茇等配伍，治疗胃寒、食欲不振等；与姜黄、沙棘、蒲公英根、甘青青兰、黄精等配伍，治疗胃、肠痞块；与木香、藏木香、藏紫菀、寒水石等配伍，又可治疗肝炎、肠胃炎及其他肝胆疾病；入五味甘露汤，可治疗皮肤病。杜鹃花主要用于浮肿、肺气肿、气管炎、消化不良、虚弱劳损、声音嘶哑及水土不服等；与石榴子、红花、荜茇、丁香、紫沉香、肉桂、天竺黄等配伍，治疗腹胀疼痛、消化不良、浮肿、头晕、咳嗽、音哑及水土不服等；与硇砂、冬葵果、三辛药等配伍，治疗肾病及尿闭；与胡椒、高良姜、胡椒等配伍，可治疗食欲不振、腹泻、呕吐、咳喘及浮肿等。

（三）现代研究

烈香杜鹃主要含有挥发油、黄酮、三萜、甾体及香豆素类等化合物。挥发油和黄酮类化合物是烈香杜鹃的主要活性成分，挥发油成分主要为苄基丙酮、α-芹子烯、桉脑等，黄酮类化合物主要含有槲皮苷、槲皮素、小叶枇杷素-3（棉花皮素）、棉花皮素-3-O-β-半乳糖苷、8-甲氧基槲皮素等。研究表明，烈香杜鹃具有镇咳、平喘、抗炎、祛痰、抑菌和扩张血管等作用，同时还能减慢心率和降低心收缩力。

第二节　辅助用药

根据文献研究显示，藏医药浴处方的用药品种多达206种，大部分是在五味甘露方基础上，针对不同疾病和浴法加减使用的，因而也成为藏医药浴扩大临床应用范围的关键因素。现依据文献中出现频次，将常见的配伍药物按动、植、矿物三类分别加以整理。

一、植物类

植物类药物在藏药浴中使用最多，应用最广，除五味甘露方本身均为植物来源外，其他常见的植物类配伍药物还有文冠木、蒺藜、诃子、三黄（乳香、决明子、黄葵子）、藏红花、独一味、狭叶红景天、大花红景天、天门冬、大托叶云实等。

（一）决明子

1.药物基原

决明子为豆科植物决明或小决明的干燥成熟种子，种子多数近菱形，淡褐色，具光泽，秋季采收成熟果实，晒干，打下种子，除去杂质。决明又分为决明和小决明，其中决明略呈棱方形或短圆柱形，两端平行倾斜，表面绿棕色或暗棕色，平滑有光泽，一端较平坦，另端斜尖，质坚硬种皮薄，子叶2片，黄色，呈"S"型折曲并重叠，气微，味微苦，粉末黄棕色。小决明呈短圆柱形，较小，表面棱线两侧各有一条浅黄棕色带。主产于四川、江苏、安徽等省区的路边、山坡等地，亦可栽培，小决明主产于云南、台湾、广西等热带、亚热带地区的路旁及荒地土壤肥沃处，决明子为三黄之一。

2. 性味功效

藏医文献对决明子记载较多，如《晶珠本草》记载其"味微苦，治癞病、癣证，托引黄水，有滋补功效；茎细而小，花黄色有皱纹，叶和荚果均小，荚果长，如狗生殖器"，《味气铁鬘》也强调其"性平，治癞病，黄水病，体癣"。《形态比喻》《祖先口述》也都有类似记载。在藏医临床经验中，决明子可用于黄水病、皮肤病、虫病、虚弱。与乳香、诃子、黄葵子等配伍，主治湿疹、类风湿关节炎、痛风、黄水病、皮肤病；与三辛药、乳香等配伍，主治睾丸肿大、睾丸炎；与蓝钟花、亚大黄、沙棘果等配伍，主治皮肤瘙痒等皮肤病；与安息香、广木香、曼陀罗子等配伍，主治风湿痹证；与水银、牛黄、丁香、红花等配伍，主治麻风病、疖痈、水肿、痞块、白喉、炭疽、黄水病、皮肤病、头虫病、痹证。

3. 现代研究

决明子主要含有蒽醌、苯丙吡咯酮、脂肪酸、苷类、氨基酸、多糖类等化学成分，其主要生物活性成分为蒽醌类，主要有效成分为橙黄决明素。药理学研究表明，决明子具有抗氧化、降血压、降血脂、抑菌、抗血小板聚集、通便、抗衰老及增强记忆力等作用。临床上多用于目赤涩痛、羞明多泪、头痛眩晕、目暗不明、大便秘结、原发性高血压等病，还能用于治疗皮肤病、高脂血症、老年性便秘、乳腺小叶增生病、口腔溃疡、眼部疾病及预防糖尿病。

（二）诃子

1. 药物基原

诃子为使君子科落叶乔木诃子的干燥成熟果实，长圆形或卵圆形，表面黄棕色或暗棕色，略具光泽，有纵皱纹，基部有圆形果梗痕。质地坚实，果肉与果核分离，果核1枚，呈狭长纺锤形，浅黄色，粗糙，坚硬，无臭，口尝味酸涩，略带甘味。粉末呈黄色。秋冬二季果实成熟时摘下果实，除去杂质、晒干。原产于缅甸、印度，我国亦有栽培，分布于海拔800～1800m的疏林中。

2. 性味功效

藏医理论认为诃子味苦、酸、涩，性温，具有调和三因、滋补强身的功效。在藏医临床经验中诃子可用于一切疾病，素有"药中之王"之称，可治血病、隆病、赤巴病、培根病及四者合并证。如《月王药诊》认为"诃子有益于百病，升体温，助消化，用于隆、赤巴、培根、血病及四种病的合并证"。《晶珠本草》概括为"诃子对诸病均有疗效，为众药之王"。诃子与岩精膏、细叶乌头、黑冰片等配伍，主治胆结石、黄疸、中毒证及消化不良；与毛诃子、余甘子等配伍而成的三果汤散，主治瘟疫热病初期与后期及劳累过度；与丁香、肉豆蔻等配伍，治疗心悸、胸闷、怔忡及癫狂病；与宽筋藤、棘豆、翼首草、茜草、麝香等配伍，清热解毒，主治关节疼痛、恶寒、口苦、头痛等症；与红花、獐牙菜、刀豆、刺柏、芒果核等配伍，主治尿道感染、血尿、腰扭伤，肾病引起的腰痛、胯痛、大腿刺痛以及肝病、肝腹水等。

3. 现代研究

诃子主要含有酚酸、鞣质、三萜等化合物，其中鞣质类为诃子果实的主要活性成分。现有研究是以鞣质为检测指标的薄层色谱法作为其质量控制方法。药理学研究表明，诃子具有抗氧化、神经保护、抗肿瘤、抗病毒和抗菌等作用。此外，诃子还具有解毒、抗突变、强心等作用。

（三）乳香

1. 药物基原

乳香为橄榄科小乔木卡氏乳香树及同属植物皮部渗出的树脂。本品垂滴如乳状，淡黄色，时微带绿色或棕红色，半透明，质坚脆，断面蜡状，无光泽。闻之略有芳香，口尝味苦，咀嚼时开始碎成小块，迅速软化，并粘牙，使唾液呈乳白色，并有香辣感。本品遇热变软，烧之微有香气，冒黑烟，有黑色残渣。与水共研，成白色乳状液。本品以半透明、色淡黄、颗粒状、气芳香、无杂质者为佳。春、夏季将树干的皮部由下而上用刀顺序切伤，使树脂由伤口渗出，数天后凝成硬块，收集即可，入药多炒用。产于非洲的索马里、埃塞俄比亚及阿拉伯半岛南部，苏丹、埃及、土耳其、利比亚亦有产。

2. 性味功效

乳香为藏药三黄之一，认为其味苦、涩，性温，具有消肿生肌、敛黄水及息风止痛等功效。《晶珠本草》明确其功效为"治黄水病"，《甘露之滴》则认为其"性温、燥，托引黄水，治隆病、黄水病、阴囊疝肿"。在藏医临床经验中，乳香可用于湿疹、类风湿关节炎、痛风等风湿痹证，以及黄水病、皮肤病。与三果药、决明子、黄葵子、广木香等配伍制成十味乳香散为用；或与诃子、儿茶、镰形棘豆、刺柏、藏菖蒲配伍制成十八味乳香丸为用。与降香、藏红花、甘草、诃子、檀香等配伍，可用于急性肺病。以本品配合麝香、亚大黄等研细，制成涂剂外敷，有消肿止痛、去腐生肌之效。

3. 现代研究

乳香主要含有五环三萜、四环三萜、大环二萜等萜类和挥发油类成分，五环三萜类化合物是其主要有效成分。乳香具有抗炎、抗菌、抗肿瘤、抗溃疡、抗氧化、改善记忆、平喘等作用。此外，乳香还可作为天然活性成分或添加剂应用于药物制剂和化妆品。

（四）藏红花

1.药物基原

藏红花为鸢尾科植物番红花的干燥柱头，花盛开时，采集花柱和柱头，晾干后使用。多数枝头集合成松散线状，柱头三分枝，暗红色，顶端边缘呈不整齐的齿状，内侧有一短隙，体轻，质松软，无油润光泽，干燥后质脆易断，气特异，微有刺激性，味微苦，粉末呈橙红色。原产于欧洲南部，我国各地有栽培，为三凉药、六良药之一。

2.性味功效

藏医认为，藏红花味甘，性凉，具有清泄肝热、止血补血的功效。根据藏医临床经验，藏红花可用于肝病、血证、身体虚弱，与牛黄、天竺黄等配伍，主治痢疾、肠胃刺痛，与木香、兔耳草等相伍，主治各种肝热病；与丁香、犀角等配伍，主治肝萎病、肾病扩散、中毒证、黄水病、小便失常；与熊胆、紫檀香、朱砂等配伍，主治紫痰证、上部吐血、咳血或下部便血、外伤出血、衄血及各种出血；与龙骨、红花、草乌等配伍，主治血胆引起的头痛、黑白"亚玛"头痛及一切热性脑部疾病。

在藏医文献中有许多关于藏红花的记载，如《晶珠本草》中的"卡奇库孔更治一切肝病，止血"，及在《杜拉嘎》一书中提到的"梵天的药有一千零二十二种，以赛哲、卡奇库孔两药为本"，在《玛拉雅之释》中写到的"总的来说，卡奇库孔色红黄，油润，性重，气浓而香，味甘，汁液多。分别来说，夏冈玛红花混有少许碧绿叶，根如天南星的茎，气浓，产品奇少；克什米尔红花色黄，花蕊黄褐色"，以及在《如意宝树》中记载的藏红花的功效"卡奇库孔清肝热"，在《味气铁鬘》中的"卡奇库孔性凉、重，治新旧肝病"，其次在《甘露之滴》提及的"卡奇库孔性凉，培元健身"等。

3. 现代研究

藏红花主要含藏红花素、藏红花酸二甲酯、藏红花苦素、挥发油（主要为藏红花醛）以及维生素 B_2 等化学成分。藏红花具有调节免疫功能、保护肾脏、干预心律失常、防治骨质疏松等作用。此外还有调血脂、降血压和预防肝胆失常等作用。

（五）独一味

1. 药物基原

独一味为唇形植物独一味的干燥全草，8～9 月在花期采全草，除去杂质，晾干后使用。产于青藏高原、四川、云南西北部、甘肃等海拔 2700～4500m 的高山草甸、河滩草甸，分布于尼泊尔、锡金、不丹。

2. 性味功效

藏医理论认为，独一味味甘、涩，性平，具有强筋骨、敛黄水的功效。《晶珠本草》认为独一味"分两种，能固骨脂，托引黄水，山生者称白色达巴合，味甘苦，治风病；川生者称黑色达巴合，性温、燥；不论山生或为川生，两者形态一样，基方形，如标尺，叶圆形、厚，有疣状腺点，铺地而生，花序状如狗尾，花分紫色、黄色和白色三种"。在藏医临床经验中，独一味可应用于骨折挫伤、筋骨疼痛、黄水病、虫病。与骨碎补、镰形棘豆等配伍，主治创伤、骨折、头骨破裂；与单叶绿绒蒿、瓦韦等配伍，主治骨折损伤、筋骨无力。

3. 现代研究

独一味主要含有黄酮类、环烯醚萜类、苯乙醇苷类和挥发油类等化学成分，具有止血、镇痛、抗炎、造血、增强免疫力、抗氧化、抗胃溃疡和改善记忆等药理作用。

（六）黄葵子

1. 药物基原

黄葵子为锦葵科植物黄蜀葵或黄葵的干燥成熟种子，蒴果卵状椭圆形，长 4～5cm，有黄色长硬毛，种子呈肾形，有麝香味，表面有环状纹。果实成熟期采果，取种子晒干后取用，主产于西北、东北各省区的山谷沟边草丛中，分布于印度、尼泊尔。

2. 性味功效

藏医理论认为黄葵子味甘，性凉，具有敛黄水、杀虫止痒的功效。《晶珠本草》认为其"治皮肤病、黄水病"。根据藏医临床经验，黄葵子可用于黄水病、皮肤病、虫病，与乳香、宽筋藤等配伍，主治关节红肿疼痛、发痒、痛风、黄水病；与唐古特乌头配伍，主治中毒引起的呕吐；与六良药、石榴子等配伍，主治热性水肿、坏血增盛。

3. 现代研究

黄葵子主要含有黄酮类、有机酸类、甾类及挥发性成分等化学成分，具有消炎止痛、抗氧化、抗肿瘤、保肝保肾、保护心脑血管等药理作用。

（七）文冠木

1. 药物基原

文冠木为无患子科落叶灌木或小乔木文冠木的干燥茎干。茎干木部呈不规则的块状，表面黄褐色或红棕色，横断面有同心环纹，纵剖面有细纵纹，断面呈红棕色。枝条表面黄绿色或黄白色，断面外侧黄白色，内部呈红棕色，具平轮。质地坚硬。全年可采，以春、夏两季为佳。砍取茎干，除去枝条与树皮，截成小段或小块，晾干备用，亦可用新鲜枝条或制作器具后剩余的碎块、碎渣等粉碎后熬膏使用，粉末呈红棕色或黄色。气味较小，口尝味苦、涩，略甘。主产于青海、甘肃、河南、陕西、宁夏、江苏及东北、华北等地区，长于干旱丘陵、荒地、宅旁及田埂。

2. 性味功效

藏医理论中认为文冠木味苦，性凉，具有燥湿、敛黄水及消肿止痛的功效。《月王药诊》明确其功效为"清血热，干黄水，治血热证、黄水病、关节炎、麻风病"，《四部医典》也认为其"治关节炎、多血证、麻风病"，《晶珠本草》则认为文冠木"分红、黄、白三种……干黄水，燥血"。在藏医临床经验中，文冠木用于麻风病时，可单味煎汤即有效，亦可与安息香、决明子、黄葵子相配伍使用，且能治疗黄水病。用于类风湿关节炎、风湿内热、痛风、血证。与诃子、广枣、余甘子等配伍，主治血证。风湿内热，与诃子、小檗皮、麻花秦艽等配伍，主治黄水病、风湿性关节炎等。

3. 现代研究

文冠木主要含有三萜类、黄酮类、酚酸类、甾体等成分，具有抗炎、镇痛、抗凝血、抑制艾滋病病毒蛋白酶、改善学习记忆功能等作用。临床可用于治疗皮肤瘙痒、癣、水痘、痤疮、脓疱疮、脱发、麻风病、痛风、关节疼痛、淋巴结肿大、风湿性心脏病、糖尿病并发的末梢神经血管病变、风湿性关节炎、遗尿症和脂溢性皮炎等。

（八）蒺藜

1. 药物基原

为蒺藜科一年生草本植物蒺藜的干燥成熟果实。本品由5个分果瓣呈五角星状或放射状排列组成，呈淡黄绿色，有长短不一的针刺（成品一般已磨去）。果皮坚硬，种子呈淡绿色，油性。粉碎后呈黄绿色，具有香味，口尝味苦、辛。秋季果实成熟时采割植株，晒干，打下果实，除杂备用。全国各地均有分布，主产于青海、西藏、甘肃、四川等地，长于干旱河谷、路旁沙丘等地。

2. 性味功效

藏医理论认为蒺藜味甘、苦、涩，性温，有小毒，具有胜湿利水、散风祛寒、养肾的功效。如《味气铁鬘》里记载蒺藜"温、轻、养肾"，《晶珠本草》强调其功效为"治尿涩、风湿痹证、肾病"，《如意宝树》还认为其"治腰、肾寒证，祛风"。在藏医临床经验中，蒺藜可用于肾病，与冬葵果、螃蟹等配伍，主治肾炎、尿闭及淋证；与西藏棱子芹、喜马拉雅紫茉莉、沙棘果膏等配伍，主治肾腰疼痛、肾寒、尿频等。用于风湿痹证、类风湿关节炎，与青稞、米曲大剂量发酵、煎汤，可祛风胜湿，通经活络，主治风湿痹证、耳鸣、头晕、月经不调、白带增多等。与蜀葵子、豆蔻、螃蟹等配伍，主治癃闭。

3. 现代研究

蒺藜主要含有黄酮类、皂苷类、酰胺类、生物碱类、甾醇类、有机酸、蒽醌类、蛋白质及氨基酸类等化学成分，其活性成分主要为黄酮类和甾体皂苷类。药理学研究表明，蒺藜具有改善心脑血管、抗动脉粥样硬化、心肌保护、脑保护、抑制血小板聚集、保护内皮细胞、降血脂、降血压、降血糖、抗疲劳、改善记忆力、抗衰老、保护视网膜神经细胞、利尿、抗菌、抗真菌、抗肿瘤等作用。在治疗病毒性、昆虫性、性传播和机械引起的变态反应性、神经精神障碍、丘疹鳞屑性、皮肤附属器和色素障碍性等疾病方面均具有一定作用，常应用于肝之疏泄功能失常而导致的肌肤失养、气血不合的诸多皮肤疾病，如寻常疣、痤疮、白癜风、疥疮、尖锐湿疣、手足皲裂、接触性皮炎、急（慢）性荨麻疹、皮肤瘙痒、神经性皮炎、银屑病、玫瑰糠疹等。

（九）狭叶红景天

1. 药物基原

狭叶红景天为景天科植物狭叶红景天或同属数种植物的干燥根及根茎。粉末红棕色，显微镜下可见淀粉粒众多，卵圆形、椭圆形、肾形。9～10月挖根，洗净，除去粗皮，切片，晾干即可用。产于西藏、青海、四川、云南等海拔2000～5600m的山地多石草地上、林缘、灌木丛或山坡上，分布于缅甸。

2. 性味功效

藏医理论认为狭叶红景天味辛、甘，性凉，具有清热退烧、解毒消肿及止咳的功效，如《晶珠本草》中记载狭叶红景天能"治肺炎"。根据藏医临床经验，狭叶红景天可用于流行性感冒、咳嗽、肺热、脉热、四肢肿胀。与紫草茸、鸭嘴花等配伍，主治血病所致之增盛热；与红花、丁香、檀香等相伍，主治感冒咳嗽、发烧；与天竺黄、三温药、三果药等配伍，主治肺脓疡、重感冒迁延不愈、胸胁刺痛、久咳咯血。

3. 现代研究

狭叶红景天主要含有胡萝卜苷、岩白菜素、β-谷甾糖，天门冬氨酸、苏氨酸、丝氨酸等化学成分，以及 K、Na、Ca、Mg、Fe、Cu、Zn、Cr 等微量元素。红景天苷及其苷元酪醇是狭叶红景天的主要药理活性成分。此外，狭叶红景天具有辐射保护和活血化瘀的作用，对缺氧耐力有一定影响，对高原反应有预防作用。

（十）大花红景天

1. 药物基原

大花红景天为景天科植物大花红景天的干燥根及根茎、干燥的花。本品为细长圆柱形，下枝膨大，被黑色鳞片；皮部较光滑，棕褐色，内面深红棕色，与木部分离，质硬而脆，断面粉红色，气微，味微苦、涩，粉末呈浅砖红色。6～7月采花，阴干，9～10月挖取根部，除去泥土及粗皮，切段阴干。主产于西藏东部、青海东南部、四川西部、云南西北部的海拔 2800～3600m 的高山沟坡草地、灌木丛、石缝中，尼泊尔、锡金、不丹等地亦有分布。

2. 性味功效

藏医理论认为大花红景天味甘、苦、涩，性凉，具有养肺退烧、止血、去口臭及滋补元气的功效。如《味气铁鬘》认为其"性凉、缓"，《晶珠本草》认为其功效为"清肺热"。根据藏医临床经验，大花红景天可用于肺热、高山反应、体倦无力、流行性感冒、口臭、狐臭。与沙棘果膏、鸡蛋参等配伍，主治高山反应、流行性感冒、头痛、呼吸急促等病证；与石灰华、牛黄、白檀香等配伍，主治肺热病。

3. 现代研究

大花红景天主要含有酪醇及苷类、黄酮类、酚类、酚苷类、鞣质类、内酯类、氰苷类、三萜、甾体类、有机酸类、糖类和挥发油类等成分，具有活血止血、清肺止咳等功效，能发挥抗衰老、抗缺氧、抗疲劳、抗病毒和抗肿瘤等作用。

（十一）天门冬

1. 药物基原

本品为百合科植物羊齿天冬或天冬的干燥根，本品呈长圆纺锤形，略弯曲，中部肥满，两端渐细而钝，表面黄白或淡黄棕色，半透明，光滑或具深浅不等的纵皱纹。干透者质坚而脆，未干透者质柔软，有黏性。气微，味甘微苦，粉末呈黄白色。主产于西藏、青海、甘肃，广布于秦岭以南各省区，向南可至海南岛，向北可达河北南部，生长于海拔 2400 ～ 2900m 的林下或山坡路边，秋、冬两季采挖，洗净，除去茎基及须根，晒干后用。天门冬为五根之一。

2. 性味功效

藏医认为天门冬味苦、涩、甘，性温，具有滋补体力、收敛黄水的功效。《晶珠本草》认为"天门延年益寿，治黄水病"，《味气铁鬘》也提及"天门冬辛、温，治风病、黄水病"，《如意宝树》认为"天门冬治寒性黄水病，清陈旧隐热"。根据藏医临床经验，天门冬可用于虚弱劳损、肾虚腰痛、尿频、瘙痒、渗出性皮肤病、寒性黄水病。与黄精、西藏棱子芹等配伍，主治寒性黄水病；与手掌参、螃蟹甲等配伍，主治虚弱劳损；与黄精、三果药等配伍，主治心悸失眠、脾胃不和、老年虚弱、肢体僵直、肾虚、阳痿；与石榴子、肉桂、荜茇等配伍，主治完谷不化、浮肿、遗精、小便不利等一切寒性疾病；与玉竹、谜果芹、紫茉莉等配伍，主治月经不调、产后腰酸背痛、淋病等病；与手掌参、刀豆、红花等配伍，主治阳痿、淋病、体弱；与水银、硫黄、黄精等配伍，有滋补作用。

3. 现代研究

天门冬含有多种化学成分，除氨基酸、甾体皂苷、多糖外，还含有丰富的维生素、无机元素、谷甾醇、豆甾醇、糖醛、内酯、黄酮、蒽醌、强心苷等成分。其中，甾体皂苷为天门冬的主要化学成分。天门冬具有抗肿瘤、抗炎、免疫调节、抗氧化、抗衰老、抗溃疡、抗腹泻、抗血栓、镇咳、祛痰及平喘等药理作用。

（十二）大托叶云实

1. 药物基原

本品为豆科植物大托叶云实的干燥成熟种子。种子呈不规则圆形，稍扁，表面灰绿色，光滑，微具光泽，有同心性环纹延及顶端，摇之常发响声，质极坚硬，内表面淡黄白色，有稍凸起的线纹，子叶黄白色，质坚，表面有不规则沟槽，气微腥，味苦。粉末为灰绿色。主产于海南省、广东湛江地区、广西钦州地区及台湾，并广布于热带地区的疏林灌丛、海边村庄荒地，在云南西双版纳亦有栽培。

2. 性味功效

藏医理论认为，大托叶云实味辛、涩，性温，具有温肾逐寒的功效。《月王药诊》曾载其功效"治肾寒病、肾病"，《祖先口述》也强调"大托叶云实生胃火，祛胃寒、肾寒，治寒性胃病、肾病"。根据藏医临床经验，大托叶云实可用于肾虚、肾寒。与石榴、黑胡椒、白胡椒等配伍，主治肾寒引起的消化不良、食欲不振、嗳气、闷胀；与小豆葵、冬葵果等配伍，主治膀胱结石、腰部酸痛、尿频或癃闭。

3. 现代研究

大托叶云实主要含有甾醇、皂苷、脂肪油、淀粉及多种苦味素等多种化学成分，具有抑制黑色素生成、抗炎、抗氧化、抗菌、抗病毒、镇痛、降血糖、神经保护、抗肿瘤、免疫调节和保肝等作用。

二、矿物类

藏医药浴源于矿泉浴，在完成对矿泉浴的参照模仿之后，在人工药浴中仍保留有大量矿物药的使用经验，也直接导致药浴处方中大量出现矿物药。在药水浴或药汽浴中常用的矿物主要有碱花、滑石、紫硇砂、硼砂、磁石、珍珠母等。

（一）碱花

1. 药物基原

碱花为硫酸盐类苏打石水碱族矿物天然碱，一般在碱水湖边生成，本品呈纤维状、柱状、玻璃状、属单斜晶系，呈白色略带黄或黄绿色，质较轻，断面不平整，以白色、微泛黄、半透明至透明、质地轻为佳品。全年采挖，除去杂质，晒干即可。主产于西藏、青海、内蒙古等地。

2. 性味功效

藏医理论认为碱花味苦、咸、甘，性平，有微毒，具有解毒排脓、消食化痰及驱虫通便的功效。《晶珠本草》曾记载"碱花治腐烂、助消化"，《如意宝树》也载有"碱花助消化，治痰引起的胃胀、虫病、中毒样病"。根据藏医临床经验，碱花可用于消化不良、腹胀、呕吐、大便不利等。与硼砂、寒水石、藏木香等配伍，健胃消食，治疗消化不良、食欲不振、胃腹胀痛及肠鸣等。与余甘子、木香、荜茇、寒水石等配伍，治疗紫痰病引起的胃肠胀痛、饭后疼痛加剧及腹部绞痛、呕吐、嗳气等。与诃子、大黄、藏木香等配伍，治疗消化不良、中毒性肝炎，及上行、下泄隆病。用于疮疡、外伤、血痞瘤等。与姜黄、麝香、甘松、甘草、藏菖蒲等配伍，舒筋活血，治疗瘫痪、外伤引起的麻木疼痛及扭伤等。

3. 现代研究

碱花的化学成分主要含有碳酸钠、硫酸氢钠，还含有少量氯化物、碳酸低铁，以及微量的碳酸钙和碳酸镁。主要用于治疗消化不良、胃脘痞、食痞、便秘、经闭等疾病，对胃溃疡等胃病患者也能形成一定的保护作用。

（二）滑石

1. 药物基原

滑石为硅酸盐类滑石族矿物滑石的块状体。本品致密块状、片状或鳞片状集合体，属单斜晶系。呈白色或无色，或因杂质而呈浅黄、浅绿、浅灰及浅红色等。具有珍珠光泽，有明显的滑感。解理薄片具挠性，耐酸、耐热能力强，不导电，无吸湿性，在水中不崩解，无臭无味。采挖后，除去泥沙、杂石、洗净，砸成碎块或研细用，或水飞过滤后晒干用。滑石主产于西藏、青海、浙江、广西、四川、云南等地区。

2. 性味功效

藏医理论认为滑石味甘、淡，性凉，具有清热、舒脉通络及利尿的功效。如《四部医典》认为其"功效是峻泻脉病，对尿结石也有疗效"，《晶珠本草》也明确"滑石其功效能泻脉利尿"。根据藏医临床经验，滑石可用于脉管炎、筋络病、眼病，能导病邪从小便出。与自然铜、条裂黄堇、红块糖等配伍，治疗黄水阶段的创伤水肿。与斑蝥、螃蟹、红花、硼砂等配伍，可将疾病从小便排出。用于撒布剂（扑粉、爽身粉等），可以保护皮肤，保持光滑干燥，防止外来刺激。

3. 现代研究

滑石主要为硅酸镁晶体，其组成为 63.5% 二氧化硅、31.7% 氧化镁和 4.8% 水。内服滑石可保护发炎的胃肠黏膜，起到镇吐、止泻作用，同时可以防止毒物的吸收；外用滑石粉可在皮肤表面可形成被膜，保护皮肤及黏膜，吸收分泌液促进干燥结痂。另外，滑石对某些细菌有一定的抑制作用，如伤寒杆菌和脑膜炎球菌等。

（三）紫硇砂

1. 药物基原

紫硇砂为卤化物类石盐族矿物石盐，系由内陆、近海盐湖及海湾经蒸发干涸形成，自盐湖中采出，晒干，本品多呈立方体块状，有棱角，属等轴晶系，呈深紫色或紫红色，有光泽、有凉感、质重，硬而脆，断面不平整，光亮，有浓烈臭气，尝之味咸，可溶于水。

2. 性味功效

紫硇砂为三盐之一。藏医学认为紫硇砂味咸、辛，性温、重、腻，具有消胀、温胃通便的功效。《晶珠本草》认为紫硇砂"为提升胃温之主药，消胀，治嗳气、腹胀、腹鸣及痰风等"。根据藏医临床经验，紫硇砂可用于腹胀肠鸣、胃寒、便秘、隆病、浮肿等。与荜茇、肉桂、藏茴香等配伍，治疗食物不化，呕吐。与石榴子、小米辣、三辛药等配伍，治疗胃寒、腹胀、食物不化及寒性痞瘤等。与阿魏、丁香、草乌、桂皮等配伍，治疗肝功能衰退、痰和风引起的心脏病及消化不良等。与荜茇、红耳鼠兔粪膏等配伍，可利尿消肿，用于小便不利、全身浮肿等。

3.现代研究

紫硇砂主要化学成分为氯化钠,此外还含有钾、钙、锶、硅、铜、铝等元素,具有一定抗肿瘤和抗炎作用。动物实验表明,紫硇砂对小鼠 S-180 肉瘤有明显的抑制作用。紫硇砂有小毒,可造成胃肠毒性、高氯性酸血症。

(四)硼砂

1.药物基原

硼砂为硼酸盐类硼砂族矿物硼砂经精制而成的结晶,研细或煅用。本品单晶体呈短柱状,集合体呈块状或粒状,属单斜晶系。呈白色或带浅绿色,具珍珠光泽,解理良好,极脆。易溶于水,燃烧时膨胀,易熔成透明的玻璃状体,尝之略带甜味。主产于西藏那曲和阿里地区及青海、四川、云南、新疆等地,出产于硼盐湖矿泉或其经风化作用干涸的沉积物中。

2.性味功效

藏医理论认为硼砂味甘、咸,性平,具有清热解毒、生肌收口、活血化瘀及通便的功效。《晶珠本草》认为"硼砂愈疮、活血化瘀"。根据藏医临床经验,可用于便秘、黄水病、月经闭阻、食谷不化等。与寒水石、石榴子、天竺黄等配伍,治疗各种培根病、赤巴病、黄水病、皮肤病及消化不良等;与光明盐、寒水石、干姜等配伍,治疗食谷不化等;与诃子、宽筋藤、紫草、浸药、牛尾蒿等配伍,治疗疠瘟引起的关节疼痛、口苦、恶寒、头痛等;与獐牙菜、红花、丁香、红耳鼠兔粪膏、荜茇、诃子等配伍,可治疗体内的热性痞块。外用冲洗溃疡、脓肿,可敛疮口,或制成粉剂,吹喉,可治咽喉肿痛;或与阿魏、酥油制成滴耳油,可消炎,治疗耳内炎症。

3. 现代研究

硼砂又名四硼酸钠（$Na_2B_4O_7 \cdot H_2O$），具有弱碱性和有较弱的抑菌作用，还有一定的消毒防腐作用，且无刺激性。硼砂有抗肿瘤、抗菌、抗真菌和抗病毒的作用，此外还能刺激肾脏增加尿液分泌，减弱尿的酸性并防止尿道感染及炎症，可用于伤口的防腐消毒，现有研究表明冰硼散能抑制或杀灭皮肤癣菌、假丝酵母菌和白色念珠菌。

（五）磁石

1. 药物基原

磁石为氧化物类尖晶石族矿物磁铁矿的磁石。本品单晶体呈八面体或菱形十二面体，集合体呈致密块状或粒状，属等轴晶系。呈铁黑色，不定形，大小不一，质重、坚、断面致密，有光泽，具有磁性，但日久磁性可失去。有土腥味，尝之无味。采挖后，除去杂质，砸碎，选择吸铁能力强者入药。其主产于西藏、青海、河北、辽宁、山东等地区，多见于岩浆岩和变质岩中，亦可见于海滨沙中。

2. 性味功效

藏医理论认为磁石味苦、涩，性温，具有接骨疗伤、拔除箭头的功效。《晶珠本草》也明确"磁石可治脑骨伤、脉病，退镞、退弹"。根据藏医临床经验，磁石可用于弹片入肉、骨折及脑、脉疾病。与诃子、毛诃子、余甘子等配伍，可将误吞的针、子弹等从肛门排出；与蛇肉、高原毛茛、草玉梅、紫檀香等配伍，涂擦伤口，然后用吸角引出，可治疗外伤异物遗留。与雌黄、蜂蜜等配伍，治疗四肢创伤；与诃子、珊瑚、珍珠母、木香、沉香等配伍，治疗白脉病引起的麻木瘫痪、口眼歪斜及四肢不利等。

3. 现代研究

磁石主要含有四氧化三铁、氧化镁、三氧化铝及少量锰、钙、硅酸根离子等，具有抗惊厥、镇静催眠、抗凝血和抗炎等药理作用。

（六）珍珠母

1. 药物基原

珍珠母为珍珠贝科动物珍珠贝、马氏珍珠或蚌科动物三角帆蚌、褶纹冠蚌除去角质层的贝壳。本品呈不规则片状，大小不一，表面黄白色或银灰白色，具有彩色光泽。凹面光滑，凸面凹凸不平，可见生长层纹。本品质松脆，分层，可剥离。基本无味，尝之味淡。其粉末遇稀盐酸，即有气泡产生。将采集的贝壳用碱水煮过后，用水漂洗净，刮去外层的黑皮，煅至松脆即成。

2. 性味功效

藏医理论认为珍珠母味涩，性凉，具有清热解毒、散风、明目的功效。《晶珠本草》也记载其"功效同珍珠（治脑漏，解毒）"。根据藏医临床经验，珍珠母可用于脑震荡、头伤脑露及中毒证等。可单味研极细末，点眼，治疗眼生障翳；与珊瑚、犀角、珍珠等配伍，治疗配合毒等中毒证；与硇砂、火硝、斑蝥、多刺绿绒蒿等配伍，治疗脑脉溃散，黄水滴至脑膜，引黄水从伤口、鼻孔及尿道出。

3. 现代研究

珍珠母主要含有无机盐、微量元素、氨基酸等几大类化学成分，具有镇静、抗氧化、抗急性肝损伤、中和胃酸、调节免疫力、抑菌、降血糖、抗肿瘤等作用。

三、动物类

动物药在药水浴及药汽浴中使用较少，可见麝香、麝粪、犀角、红耳鼠兔粪及动物骨入药，缚浴较多使用了各种动物粪、肉、心脏及骨等。在此重点介绍麝香、麝粪、犀角及红耳鼠兔粪。

（一）麝香、麝粪

1. 药物基原

麝香为鹿科动物林麝、马麝或原麝的成熟雄体香囊中的干燥分泌物及干燥粪便，多于冬季至次春猎取后，剔取香囊，割开，除去囊壳，研细、晾干、贮存。麝粪则是收集后晾干。现麝香多养殖，一般用手术取香法。麝香分为整麝香和麝香仁，其中整麝香呈椭圆形或扁圆形，直径 3～7cm，开口平坦，密生旋涡状排列的灰棕色或白色细短毛，中央有一小孔。其他部分为皮膜，无毛，灰棕色，有弹性，中层呈银灰色且透明，内层呈棕红色，内有麝香仁。而麝香仁呈颗粒状的优质麝香习称"当门子"，多为紫黑色，光亮，质柔有油性，手捻而不粘手，不结块，有奇特而浓烈的香味，尝之味略辣而稍苦，以当门子多、质柔、油性足者为佳品。麝香生产于西藏、四川、云南、陕西、内蒙古等地区，栖息于海拔 3000～4500m 的森林线上下。原麝和林麝均为我国珍贵的保护动物，不得捕猎，多以家养马麝入药。

2. 性味功效

藏医理论认为麝香味苦、辛，性凉，具有解毒、驱虫、止痛、抗炎的功效。麝粪味辛，性平，具有清热的功效。《四部医典》认为"麝香，功效是解毒，医治虫病、肝炎、肾炎"，

《晶珠本草》也同样明确"麝香，解毒，杀虫，消炎，辟秽，治肾病"。《宝堆》还强调"麝香甚凉，为上品"。根据藏医临床理论，麝香多用于毒热及疠热、肾热、肝热、牙痛、虫病、疮疡等，与诃子、木香、铁棒锤等配伍，治疗咽炎、扁桃体炎、炭疽、神经痛、牙痛及风湿性关节炎等；与石榴子、熊胆、牛黄等配伍，治疗乳房肿胀、剧烈疼痛；与牛黄、安息香、肉豆蔻等配伍，治疗疯狗咬伤、狂犬毒等。外用治跌打损伤、刀枪伤，止痛。常与乳香、木香、虎骨等同用。麝粪多用于潜伏热病、胸腔疮、脑刺痛及脉病等。

3. 现代研究

麝香中含有大环化合物、甾体化合物、多肽蛋白质类化合物、脂肪酸与酯类化合物、无机物、尿囊素、尿素、纤维素等多种化合物。其中，大环化合物中的麝香酮是麝香的主要活性成分。麝香具有抗肿瘤、抗炎、抗菌、抗溃疡、增强免疫功能、强心、保护心肌细胞和兴奋呼吸系统等作用，还可用于兴奋子宫，增强宫缩，抗着床和抗早孕，具有双向调节睡眠、增强耐缺氧、保护脑损伤等中枢神经系统的作用。

（二）犀角

1. 药物基原

犀角为脊椎动物犀科犀牛的角，分"暹罗"角和广角两类，前者产于印度、尼泊尔等地，后者产于非洲，藏医入药应为前者。犀牛为珍稀动物，不得捕猎，现多以水牛角等代之，功效相同，但效果稍逊，须加大剂量使用。

2. 性味功效

藏医理论认为犀角性燥、温，具有解毒止痛、干黄水的功效。《四部医典》认为其"功效是干枯胸腹的脓血、黄水"，

《晶珠本草》也认为犀角"止痛解毒，干胸腔脓血和黄水，治肠病"。根据藏医临床经验，犀角主要用于黄水病、毒热证等。与鹿茸、矮紫堇、贝壳粉、铜灰等配伍，治疗胸腔脓血、黄水等；与草果、麝香、牛黄、诃子、钩藤等配伍，治疗毒热；与诃子、细叶乌头、硫黄、三黄水药等配伍，治疗寒偏盛的白脉病。

3. 现代研究

犀角的主要化学成分为角蛋白、胆固醇、磷酸钙、碳酸钙等，还含有其他蛋白质、肽类、游离氨基酸、胍衍生物、甾醇类等，其中角蛋白是犀角中含量最大的化学成分。犀角具有强心、降血压、扩张血管、抑菌、抗内毒素、抗惊厥等药理活性。

（三）红耳鼠兔粪

1. 药物基原

红耳鼠兔粪为鼠兔科动物红耳鼠兔的粪便。本品呈长圆形，直径 4～6mm，灰褐色或棕褐色，表面粗糙。破碎后可见植物纤维及其他未消化物质。新鲜者有臭味，陈久者气微。以粒大，无破碎，无杂质，均匀者为佳品。粪便多集中于洞口，收集后筛去泥土，除去杂石，晒干或熬膏用。主产于青藏高原及甘肃、四川等地区，栖息于河谷间的悬崖石岩、裸露红土岩及砾岩地带。

2. 性味功效

藏医认为红耳鼠兔粪味为甘、苦，性平，具有清热、补养体力的功效。《藏药志》认为本品应为夏季极少数鼠兔在觅食多汁液的食物后，有一种黑褐色黏液伴随粪便排出体外，与某些疏松石质物相混，而形成的具有芳香味的块状物。在藏医临床经验中，红耳鼠兔粪可用于胃、肝、肾热，热性水肿、痛风、目疾等。与马兜铃、红花、熊胆等配伍，治疗肝热病、肝肿大、结膜炎等；与白檀香、麝香、唐古特乌头、诃子等配伍，治疗热邪增盛于肾；与寒水石、沙棘、诃子、尼泊尔紫堇等配伍，治疗培根木布病等；与异叶青兰、豆蔻、岩白菜等配伍，治疗胆病、胃炎及胃出血等；与红花、六良药、黄葵子等配伍，治疗水肿。

参考文献

[1] 祖丽皮亚·玉努斯. 新疆圆柏枝皮醇提物抗菌活性的测定 [J]. 食品科学，2006（7）:55-58.

[2]Mari ja M Les jaka, Ivana N Bearaa, Dejan Z Orcic, et al.Juniperus sibirica Burgsdorf as a novel source of antixidant and anti-inflammatory agents[J].Fool Chemistry, 2011, 124（3）:850-856.

[3] 李海波，秦大鹏. 青蒿化学成分及药理作用研究进展 [J]. 中草药，2019，50（14）:3461-3470.

[4] 李陆军，张瑛. 水柏枝化学成分和药理活性的研究进展 [J]. 药物评价研究，2015，38（3）:331-335.

[5] 祝清灿. 藏药烈香杜鹃精油质量标准研究 [J]. 广西中医药，2020，43（5）:72-75.

[6]江苏新医学院.中药大辞典[M].下册.上海:上海科学技术出版社，1985:4250-4254.

[7] 杨冰,任娟,秦昆明，等.决明子药理作用及其机制研究进展 [J].中药材,2018,41（05）:1247-1251.

[8] 刘玉磊、乌日娜.文冠木的研究进展 [J]. 中国民族医药杂志,

2009，15（2）:73-74.

[9] 候爽，陈长军.蒺藜成分及主要药理作用研究进展 [J].中国医药导报，2014，11（35）:156-159.

[10] 张媛媛，曾慧婷.藏药诃子的化学成分与药理活性研究进展 [J].中国药房，2018，29（14）:2002-2006.

[11] 常允平，韩英梅.乳香的化学成分和药理活性研究进展 [J].现代药物与临床，2012，27（1）:52-59.

[12] 杨武韬.中药藏红花的鉴别方法及有效成分的药理作用 [J].中国医药指南，2014，12（25）:302-303.

[13] 杜慧，徐凡翔.独一味现代药理作用机制研究进展 [J].西部中医药，2014，27（12）:135-137.

[14] 钱彦丛,秦葵.狭叶红景天的化学及药理研究 [J].北京军区医药，1999（6）:452-454.

[15] 王爱玲,曲玮等.红景天属植物化学成分及药理作用研究进展 [J].海峡药学，2014，26（1）:1-8.

[16] 朱国磊.天门冬的化学成分及其细胞毒活性研究 [D].昆明理工大学，2013.

[17] 徐晨.大托叶云实化学成分的研究 [D].东南大学，2016.

[18] 刘源香，李谨.麝香的药理作用及临床应用研究概况 [J].山东中医杂志，2014，33（8）:693-694.

[19] 金若敏，陈长勋.犀角与水牛角药理作用的研究 [J].中成药，1997（7）:33-34.

[20] 巴桑卓嘎.藏药材碱花质量标准研究 [J].西藏科技，2019（4）:75-76.

[21] 张凡,曹艳.白硇砂与紫硇砂的研究概况 [J].中国民族民间医药，2016，25（20）:71-75.

[22] 翟卫红，马富春.中药硼砂研究进展 [J].动物医学进展，2007（8）:87-91.

[23] 王汝娟，黄寅墨.磁石的药理作用研究 [J].中国中药杂志（5期）:305-307.

[24] 杨丽，刘友平.贝壳类药材牡蛎石决明珍珠母的研究进展 [J].时珍国医国药，2013，24（12）:2990-2992.

第四章 藏医药浴药液制备

药液制备是藏医药浴发挥疗效的关键技术。不同的制备方法，都会导致药液质量和作用效果的差异。在当前各地藏医药浴实践中，存在着多种制备工艺并存、传统工艺发展缓慢、新工艺探索日新月异的局面，但制备方法对药液质量和疗效的影响差异缺乏研究，亟待广泛应用多学科方法，推进制备工艺在保持传统优势的基础上，实现科学化、规范化发展。

第一节 药液制备现状与趋势

传统药液制备以发酵工艺为主，各地广泛应用的制备新工艺包括直接煎煮、药剂溶解等多种方法。在时间成本和人工成本方面，新工艺对传统工艺形成明显优势，也直接推动了一批药浴产品的问世，但这种改良的工艺对药液质量的影响及不足则缺乏足够关注。系统梳理药液制备工艺的发展与应用现状，有助于提高全行业对药液质量的重视和关注。

一、传统工艺

在《四部医典》大量记载药浴处方的同时，对于如何制备药液并未加以专门描述。《祖先言教》在明确"五味甘露方"的具体构成后，以刺柏、黄花杜鹃、水柏枝、大籽蒿、藏麻黄为核心的组方模式，成为后世藏药浴临床组方和随症加减的基础方，但后世经典如《藏医十八支》《千万舍利》《蓝琉璃》等藏医经典对药浴疗法的记载和总结，也主要专注于组方的传承，涉及药液制备工艺时往往语焉不详，以只言片语带过。这种传方不传法的问题也是传统医药的普遍现象。但从《四部医典》以来，历代经典中都反复出现酒曲、酒糟等发酵辅料，实际提示了当时药液制备的发酵工艺特征。

依据藏医药浴专家的经验传承和整理，藏医药浴前的药液制备，是以"五味甘露"为主方，随症加减其他药物完成药物准备后，主要通过发酵工艺完成的。这种发酵制备药液的工艺至关重要，是影响藏药浴临床疗效的核心技术环节。依据对发酵过程的经验整理，药液制备所实施的发酵工艺包括备料、发酵、滤液等（图 4-1）。

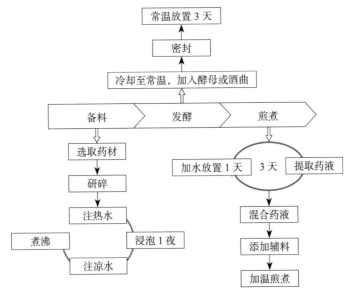

图 4-1 藏药浴药液常用制备工艺

（一）备料

备料实际是发酵前的药材准备环节，涉及药材比例、药材处理等。五味甘露中5种药材的用药比例不尽相同，总体上分为两种：一是以《四部医典》为代表，各种药材按等份配伍；第二种为固定比例，如阳甘露、草甘露、水甘露、阴甘露、土甘露依次以1：1：2：2：3的比例来配伍。在实际应用中一般不拘泥于这两种方法，而是应根据病情灵活使用。但不管何种方法，都需要根据临床经验大剂量使用，才能收到明显的疗效。通常将五种药打磨成粉放入容器中，注入开水，以没过药物为宜。浸泡一夜后，再加入适量凉水，拌匀，加热，煮沸，至水分全部吸收入药。

（二）发酵

待药物冷却至与皮肤温度相近时，加入酵母或酒糟，重新装入容器内并密封，置于适宜温度条件下发酵3天后，闻之既有酒精味，又有酸味及药味时即可。发酵是药液制取中最重要的环节，它决定着五味甘露药效作用能否发挥。如因条件限制不能发酵时，可将配好的五味甘露药材研为颗粒后装入布袋，浸入水中，煮沸并冷却后加入适量高度酒，再加热至所需温度即可。

（三）滤液

在发酵好的药材中加入适量水，放置1天，提取出药液，如此连续操作3次，至第三天把3份提取液混合。此时可以把重要的加味药如麝香，名贵药如藏红花等一起加入混合液中加温煎煮，便得到所需的药液。一般来讲，春天煎药需3小时，秋天为1小时，冬夏原则上不做。藏药浴的辅助药物极其广泛，几乎覆盖所有无毒副作用的藏药，乃至各种谷物、动物粪、鲜花等都在使用之列。

药液制备过程尽管可以总结为上述三个环节，但实际操作中尚存在大量工艺细节，只能通过长期的经验积累才能掌握。长期以来，这些经验主要通过历代藏医专家口手相传，罕见清晰翔实的文献记载。这些经验正是藏医药浴传承的重要内容和关键技术，亟待发掘和整理。

二、应用现状

依据临床调研，目前各地藏医院的药液制备主要呈现 4 种技术改良方法：①直接煎煮法：对五味甘露方的主药直接煎煮以获取药液，再加入适量热水完成准备；②直接煎煮 + 乙醇法：在直接煎煮基础上加入适量高度酒进行混合，再加入适量热水完成准备；③制剂溶解法：对"五味甘露方"的原药成分进行工业提取，加工成颗粒剂等剂型，使用时加入热水搅拌溶解即完成制备；④传统人工发酵法。

随着现代社会节奏的加快，当前临床服务对药液制备提出了更加简便快捷的需求，因此"直接煎煮法""直接煎煮 + 食用乙醇法""制剂溶解法"这三种改良的方法应用范围越来越广，甚至出现了替代"传统发酵法"的趋势。

截至 2020 年 12 月，获国药准字的藏医药浴用药上市产品可见颗粒剂、洗剂、散剂 3 类，共有 10 种，其中散剂有 7 种之多（表 4-1）。这些成药的配方来源均标明为五味甘露方，其构成一般为刺柏、烈香杜鹃、大籽蒿、麻黄、水柏枝。散剂常见褐棕色粗粉，使用时将其煎汤倒入浴盆，并根据病情，配好加味药；颗粒剂由几十公斤的藏药材浓缩、提取，再经过喷雾干燥或真空冷冻干燥而成，使用时加水搅拌溶解。

表 4-1 藏药浴用药上市产品一览表

序号	剂型	产品名称	批准文号	产地	生产机构
1	颗粒剂	五味甘露药浴颗粒	国药准字 Z20027427	青海	青海久美藏药药业有限公司
2	颗粒剂	五味甘露药浴颗粒	国药准字 Z20027426	青海	金诃藏药股份有限公司
3	洗剂	五味甘露药浴洗剂	国药准字 Z20027424	青海	金诃藏药股份有限公司
4	散剂	五味甘露药浴汤散	国药准字 Z20043142	甘肃	甘南佛阁藏药有限公司
5	散剂	五味甘露药浴汤散	国药准字 Z63020194	青海	金诃藏药股份有限公司
6	散剂	五味甘露药浴汤散	国药准字 Z63020176	青海	青海帝玛尔藏药药业有限公司
7	散剂	五味甘露药浴汤散	国药准字 Z20023236	西藏	西藏昌都日通藏医药研制中心藏药厂
8	散剂	五味甘露药浴汤散	国药准字 Z20023219	西藏	西藏林芝宇拓藏药有限责任公司
9	散剂	五味甘露药浴汤散	国药准字 Z20023200	西藏	西藏昌都藏药厂
10	散剂	五味甘露药浴汤散	国药准字 Z63020226	青海	青海晶珠藏药高新技术产业股份有限公司

药液制备的改良方法与传统发酵法相比是否具有优势，对临床疗效有何影响，以及这些改良对藏药浴疗法的长远发展会造成何种影响，都亟待加以科学评估。总体来看，药液制备存在的问题主要涉及药液标准、量效关系、临床评价三个方面。

（一）药液制备标准

传统发酵法在藏医领域已有至少千年的历史，这种制备方法所获得药液，历来以味道、颜色、浓稠度等基本感官所获取的信息为判断依据，具有主观性强、无法定量描述等不足，未能形成评价的标准和规范。因此亟待以藏医专家传统标准为依据，通过定量分析，尽快建立传统发酵药液的质量标准体系，比较筛选影响制备的各种因素，进一步选择最佳制备方法，并定量描述各种控制工艺，有效促进藏药浴的规范化、科学化发展。

（二）量效关系研究

药液制备改良的方法虽然简便快捷，并且在气味、颜色、浓稠度等主观评价中可能达到传统制备工艺标准，但药液质量、临床疗效是否与传统药液等同，目前尚未见研究报道。需要以不同制备方法的药液定量为依据，开展多层次量效关系研究，明确对不同疾病的给药比例，进而在临床应用中对药液用量精准控制，可为提高藏药浴临床疗效，进而探索形成对更多疾病的临床优势提供依据。

（三）临床优势评价

传统发酵法包括浸泡、配药、煎煮、发酵多个环节，需要人工多次完成，一般需时 2～3 天，多种因素也会影响药液质量的稳定，制备周期长、操作烦琐、质量不稳定等问题成为困扰弘扬传统藏药浴的瓶颈。通过客观比较不同制备方法，揭示传统发酵工艺的科学内涵，适度改进和优化传统工艺的不足，是保持传统藏药浴优势特色、传承藏药浴文化的基础性工作。黄河等人采用正交试验对水温、时间、菌种、菌量、发酵温度、发酵时间 6 个因素进行优选研究，表明菌种对藏药浴液发酵具有最显著的影响，采用酒曲进行藏药浴液发酵效果最好，提示最优药剂浸泡时间为 8 小时，药液发酵时间为 24 小时，这些新的研究进展对藏药浴药液制备的优化研究具有积极意义。

总体而言，藏药浴制备技术存在的主要问题包括：①传统发酵法所制备的药液没有客观标准。传统发酵法在藏医领域已有至少千年的历史，这种制备方法所获得的药液，历来以味道、颜色、浓稠度等基本感官所获取的信息为判断依据，具有主观性强、无法定量描述等不足，难以开展准确的临床量效关系研究。②无法对新改良的三种制备方法进行客观评价。三种新制备方法以简便快捷为特点，也能在味道、颜色、浓稠度等主观评价中达到传统制备方法的相同效果，但药液质量、临床疗效是否与传统药液等同，目前尚未见研究。③传统发酵法制备周期长、操作烦琐、质量不稳定等问题也亟待解决。传统发酵法包括浸泡、配药、煎煮、发酵、加水等多个环节，需要人工多次完成，一般需时 2 ～ 3 天。此外，时间、环境、温度、菌种、比例等多因素也会影响药液质量的稳定，这些问题也正是困扰传统藏药浴广泛推广的瓶颈，各种改良的藏药浴应运而生，使藏药浴的健康发展具有了多种不确定性。

三、研究展望

围绕藏医药浴药液制备的现状和问题，有必要对药液制备技术开展系统的基础研究和工艺提升，重点要对发酵工艺的关键参数进行比较和优化，改进和规范传统药液制备工艺，最终通过全链条、系统性研究，提出药液制备的新方法、新技术，逐步构建药液制备标准。这些研究工作，将在拓展药浴服务范围、提升药浴服务能力、促进药浴产业化发展等方面产生积极的推动作用。

（一）拓展藏医药浴服务范围

根据《四部医典》，藏药浴适应证包括四肢强直或挛急、跛蹙、疔痈、炭疽、新旧疮疡炎肿、各种皮肤病、妇女产后风、弓腰驼背关节变形、肌肤之间黄水充斥及一切隆,临床治疗范围非常广泛。但目前在藏医医疗机构的实践中,藏药浴仅限于脑卒中后遗症、类风湿关节炎等少数病症,临床服务范围与古代经典的记载相比呈现出萎缩的态势。其中原因和医生经验、患者依从性等多种因素相关,但药液制备工艺保持传统不足、创新不够也是不可忽视的重要影响因素。因此,认真比较各种药液制备方法,不断优化药液制备技术,是提高藏药浴疗效进而扩大服务范围的根本途径。

（二）提升藏医药浴服务能力

直接煎煮、颗粒剂溶解等改良的药液制备方法具有制备周期短、操作简便、人工成本低、易于大批量处理等优势,特别适合现代快速消费的理念,因而易于被基层藏药浴机构广泛采用;而传统发酵制备方法由于制备时间长、操作烦琐、人工成本高、难以大批量制备等所谓的不足,在实际应用中受到极大限制,直接影响了药浴临床的服务能力。究竟哪种制备方法可以成为正确发展的方向,并成为药浴服务的核心技术,应该以科学评价为依据,因而药液制备技术的研究,直接关系到藏药浴疗法的发展方向是否正确、藏医药浴服务能力如何提升这一基本问题。

（三）促进藏医药浴产业发展

藏药浴制备技术还涉及藏药煎药设备、藏药材、健康服务等产业领域,通过对药液制备技术的研究,找到提高药液制备的正确方向和关键技术,在提高藏药浴临床疗效的基础上,可以基于五味甘露开发系列药浴制剂,研制新型药浴设备、促进藏药材或新剂型的销售,并通过提升藏药浴服务品质推动藏药浴服务规模的扩大，为探索和推动藏药浴产业可持续发展提供科学依据。

第二节　药液制备新工艺探索

药液制备流程中，备料、浸泡、煮制、发酵等每个环节都存在影响药液的重要因素，主要包括组方比例、浸泡时间、浸泡水量、药剂煎煮温度、煎煮时间、环境温度、菌种、菌量、发酵时间、氧环境等，其中又以浸泡温度、浸泡时间、菌种、菌量、发酵温度、发酵时间6个变量最为关键。中国医学科学院中医工程研究中心报道了该团队对这6种影响要素的优化研究过程，旨在既保持传统工艺特色，又探索符合现代临床需求的药液制备新方法。

一、发酵条件优化

该团队报道的药液发酵工艺研究，采用试验分析的方法，对"五味甘露方"药液发酵工艺开展优化研究，确定各种因素对其药液质量的影响。试验优化是应用数学的一个新兴分支，通过合理设计试验方案，可大大减小试验次数、有效控制试验干扰、科学处理试验数据，实现优化目标。根据专家调研和工艺需求，选定浸泡水温、浸泡时间、菌种、菌量、发酵温度、发酵时间作为考察的6个因素，每个因素各取2个水平，设误差1列（表4-2）。根据选定的因素水平，采用L8（27）正交表进行试验，以HT511酒精浓度计折光仪测定的酒精度值（°）作为考察指标。对考察结果进行极差与方差分析，以P＜0.1为差异具有统计学意义。

表 4-2　试验因素表

水平	A 浸泡水温（℃）	B 浸泡时间（小时）	C 误差	D 菌种	E 菌量（g/kg）	F 发酵温度（℃）	G 发酵时间（小时）
1	25	4	1	酵母	4	31	12
2	37	8	2	酒曲	8	36	24

实验方法：以《四部医典·后续部》《祖先言教》《藏医十八支》《千万舍利》《蓝琉璃》等传统典籍中记载的藏药浴方剂、用法和注意事项为基础，配制五味甘露处方用药。处方构成为藏麻黄、圆柏、大籽蒿、水柏枝、黄花杜鹃。5 种药材的质量百分比均为 20%，每份试验用药为 50g。

药液制备：根据药液发酵传统工艺，以五味甘露方藏药为主药、青稞为辅料进行配制，两者质量比为 3：1。药液发酵经浸泡、煮制、发酵 3 个过程。①浸泡：在藏药中加入纯净水，藏药与水的体积比为 1：3。②煮制：将浸泡好的藏药煮沸，待水面降至与藏药表面齐平时停火。③发酵：将煮制好的藏药自然冷却至发酵温度，并维持该温度直至发酵结束。

主要材料与仪器：藏麻黄、水柏枝、大籽蒿、圆柏、黄花杜鹃（西藏自治区藏医院）；活性干酵母（安琪酵母股份有限公司）；酒曲（安琪酵母股份有限公司）。FA2004N 电子天平（读数精度 0.1mg，河南兄弟仪器设备有限公司）；煎药壶（康尔顺贸易有限公司）；8 分杯发酵机（广东小熊电器有限公司）；HT511 酒精浓度计折光仪（郑州南北仪器设备有限公司）。

二、试验结果

以 L8（27）为正交表进行试验设计，经药剂配比、浸泡、煎煮、发酵等步骤进行藏药浴液制备（图 4-2），以折合酒精度作为考察指标，获得试验结果（表4-3）和方差分析表（表4-4）。

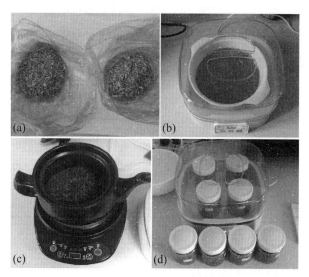

图4-2　藏药浴液制备过程

表4-3　正交试验方案及结果

试验号	A	B	C	D	E	F	G	酒精度
1	1	1	1	1	1	1	1	7.5
2	1	1	1	2	2	2	2	13
3	1	2	2	1	1	2	2	6
4	1	2	2	2	2	1	1	13.5
5	2	1	2	1	2	1	2	9.5
6	2	1	2	2	1	2	1	11
7	2	2	1	1	2	2	1	7
8	2	2	1	2	1	1	2	16

　　方差结果表明，菌种因素（C）对藏药浴液发酵具有最显著的影响，对藏药浴液酒精度产生影响的因素作用权重排序为

D＞F＞G＞A＞E＞B。最优药液发酵方案为 A2-B2-D2-E2-F1-G2，即水温 37℃浸泡 8 小时，采用酒曲作为菌种以 8g/kg 添加，在 31℃下发酵 24 小时，可得到最优的酒精产出。

表 4-4　藏药浴液发酵的方差分析表

方差来源	方差平方和	自由度	F 值	显著性
浸泡温度	1.53	1	1.00	P＞0.1
浸泡时间	0.28	1	1.84	P＞0.1
菌种	69.03	1	45.09	P＜0.1*
菌量	0.78	1	0.51	P＞0.1
发酵温度	11.28	1	7.37	P＞0.1
发酵时间	3.78	1	2.47	P＞0.1
误差	1.53	1		

注：临界值 F0.1=39.9

三、新方案的形成

以藏医传统药浴液发酵方法为基础，依据实验研究和专家论证结果，该研究完成了对藏药浴液发酵工艺的改进和优化，形成了藏药浴药液新的制备工艺方案（图 4-3）。

1. 准备

以五味甘露方为主药，青稞为辅料，药与青稞质量比为 3∶1。

2. 浸泡

在药剂中加入纯净水，温度设置为室温。药 / 水体积比 1∶3，浸泡温度 37℃（25℃更优），浸泡时间 4 小时。

3. 煎煮

将浸泡好的藏药煮沸，待水面降至刚好没过药材表面时停火，将温度冷却，加入适量酒曲（8g/ 每 kg 藏药＋青稞干重）。

4. 发酵

将煎煮好的药材自然冷却至发酵温度（31℃为宜），并维持该温度直至发酵结束，发酵时间24小时。

5. 提取

将发酵好的药液取出，加入适当比例的纯净水（药/水体积比1:3），共提取3次。将发酵好的药液集中收集，便于使用。

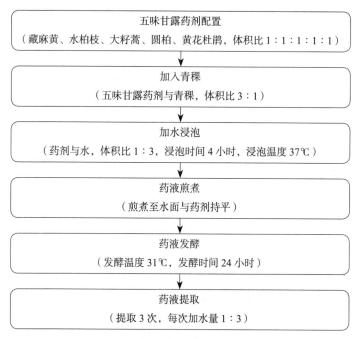

图4-3 藏医药浴药液制备新方案

根据《四部医典·后续部》和近年来的临床报道，藏医药浴临床治疗范围非常广泛，但传统发酵制备方法由于制备时间长、操作烦琐、人工成本高等弊端，在一定程度上限制了该疗法的推广使用。因此优化药浴发酵工艺、缩短发酵时间、规范发酵标准成为紧迫任务。本研究所采用科学的试验优化方法进行试验设计，大大减小了试验量。结果表明，菌种对藏药浴液发酵具有最显著的影响，采用酒曲进行藏药浴液发酵效果最好，提示最优药物浸泡时间为 8 小时，药液发酵时间为 24 小时，但该结果显著性并不明显，因此在以药液发酵效率作为考核指标时可以进一步缩短浸泡时间与发酵时间，这对藏医药浴药液未来的工业化生产具有重要参考价值。

第三节　药液制备的效果评价

缺血性脑卒中（cerebral ischemic stroke）是脑供血动脉狭窄或闭塞、脑供血不足所导致脑组织坏死的总称，具有高发病、高死亡和高致残等特点，目前已成为我国成年人致死、致残的首位病因。在脑卒中后遗症中，认知功能障碍和偏瘫是严重影响患者生活质量及生存时间的两个重要因素，且一般认知功能障碍较重的急性卒中患者，偏瘫程度均较重。因此在各地藏医临床实践中，普遍将藏医药浴疗法用于缺血性卒中所致偏瘫的治疗干预，并取得确切疗效。但这些临床报道中，药液制备或采用直接煎煮，或来自发酵工艺，两者疗效是否存在差异尚未见报道。才多、周云霞等通过动物实验，对两种制备来源的药液开展了疗效比较，初步确认发酵药液在疗效方面优于直接煎煮的药液。

一、评价方法

本次评价以缺血脑卒中大鼠为实验对象，采用发酵工艺和煎煮工艺制备的两种药液，对大脑中动脉阻塞模型（MCAO）大鼠开展药浴治疗，观察"五味甘露"药液对缺血脑卒中大鼠记忆功能的影响，旨在验证两种工艺所制备的药液的疗效差异。

实验动物选择健康雄性 SD 大鼠 30 只，体重 200±20g，日龄 40+5 天，适应性饲养 1 周；选择藏麻黄、水柏枝、大籽蒿、圆柏、黄花杜鹃（由西藏自治区藏医院提供）5 种藏药材，按照临床常用比例混合，打粉，采用发酵工艺和煎煮工艺两种方法制备五味甘露药液。

两种制备工艺分别为：①发酵法：取 500g 青稞置于容器中，加入等比例的水浸泡 24 小时，煎煮至青稞开花后加入原药材各 50g，煮沸，待冷却至室温后加入酒曲进行发酵，为期 2 天，加入药量 3 倍的凉水使药液浸出，3 小时后倒出药液，继续加入凉水使药液浸出，重复 3 次，将 3 次所得药液混合。②煎煮法：将原药材各取 50g 置于药锅中，加水没过药材，浸泡 12 小时后直接煎煮。

实验药品及试剂：Trizol（批号：15596-026，Invitrogen 公司），氯仿、异丙醇、无水乙醇（天津市永大化学试剂有限公司），DEPC 水（北京索莱宝科技有限公司），TIANScript RT KIT、SuperReal PreMix Plus（SYBR Green）（批号：KR104-02. FP205，天根生物科技有限公司）。

实验仪器：Morris 水迷宫、涡旋振荡仪（仪器型号：QL-902，海门市其林贝尔仪器制造有限公司），离心机（仪器型号：Centrifuge 5415D，Eppendorf 公司），生物分光光度计（仪器型号：BioPhotometer，Eppendorf 公司），荧光定量 PCR 仪（仪器型号：Connect CFXTM，BIO-RAD 公司）。

二、评价过程

（一）大鼠模型制备

大脑中动脉阻塞模型（MCAO）是研究缺血性脑卒中的经

典动物模型，本次评价参照 Longa 线栓法建立右侧大脑中动脉栓塞。首先对大鼠腹腔注射麻醉后，使其仰卧固定于手术台，颈部皮肤正中切口，暴露皮下组织和肌肉、右侧颈总动脉，分离右侧颈外动脉和颈内动脉，微动脉夹夹闭颈内动脉。再用眼科剪剪开颈总动脉约 1mm，用 0.28mm 标准鱼线前端浸蜡 0.5mm 后，插入颈内外动脉约 17±0.5mm 处，感觉有阻力后停止（即达到较细大脑前动脉同时闭塞大脑中动脉），剪去多余线体，逐层缝合皮肤。根据 longa5 分制评分标准进行神经功能评定，将神经功能评分达 2～5 分者纳入实验。

（二）干预方法

将模型大鼠随机分为模型组、发酵优选组、煎煮优选组、热水组，各组水池中加入定量浴液，每天分别对 4 组大鼠施加浸浴干预。水池中心设置一未露出水面的木桩以备大鼠抓握，让其自由游泳或在水浴浸浴，尽量使其头部以下全身浸泡于液体。每天 20 分钟，连续 15 天，15 天干预过程结束后对各项指标进行观察比较。实验前对大鼠完成水迷宫练习，练习 5 天，每天 2 次。

（三）检测方法

1. 神经行为学评分

分别于造模 24 小时、7 天、14 天进行神经行为学评分。0 分：无神经功能缺失；1 分：不能完全伸直左前肢；2 分：行走时断续向左侧转圈；3 分：向左侧持续转圈；4 分：向左侧倾倒；5 分：不能自动行走和意识水平下降。分数越高，动物行为障碍越严重。

2. 水迷宫实验检测

实验分为 A、B、C、D 共 4 个象限。大鼠训练前加自来水于水迷宫中，将平台置于 D 象限水面下 2cm 左右，使其可于实验光线下对大鼠不可见。每天实验均于 9：00～15：00

进行，需保持室内安静，灯光状态及物品放置一致，水温 $23\pm2℃$。第 $1\sim4$ 天对大鼠进行定位航行：从 2 个象限按照逆时针方向将大鼠面向池壁放于水中，观察且计时 60 秒。采用摄像系统记录大鼠寻找且爬上平台的时间为逃避潜伏期，若大鼠 60 秒内未找到平台，则引导其至平台，让其停留 15 秒，逃避潜伏期计为 60 秒，记录实验动物第一次上台前总的行路程，称为总路程，完成后以 4 天的逃避潜伏期反映大鼠的学习能力。第 5 天进行空间探索实验：将平台撤除，从距原平台最远的 B 象限将大鼠面向池壁放入水中，记录大鼠在 60 秒内各象限游泳时间，空间探索时间以在原平台所在 D 象限游泳时间，作为记忆成绩，计算跨平台次数。

3. 荧光定量 PCR 检测

采用 Realtime PCR 法对大鼠海马的脑源性神经营养因子（brain-derived neurotrophic factor，BDNF）mRNA 和血管内皮生长因子（vascular endothelial growth factor，VEGF）mRNA 基因表达进行测定，以甘油醛 -3- 磷酸脱氢酶（GADPH）为参照，每组取 3 例，每例重复检测 1 次。应用 Exicycler Analysis 程序生成数据进行分析，得到基因表达的相对定量结果。

（四）数据处理

将数据用 SPSS19.0 统计软件进行处理分析，所有指标均以（$\bar{x}\pm s$）表示，采用单因素方差分析比较组间差异。方差不齐，采用秩和检验。$P < 0.05$ 表示差异有统计学意义。

三、评价结果

（一）行为学改变

24 小时、7 天、14 天时间节点分别检测各组神经功能评分，结果显示，7 天和 14 天发酵组的大鼠神经行为学评分均明显小于模型组（P ＜ 0.05），动物行为障碍减轻。14 天时发酵组的大鼠神经行为学评分均明显小于热水组（P ＜ 0.05），动物行为障碍减轻（表 4-5）。

表 4-5 "五味甘露"药液对缺血脑卒中大鼠神经行为学评分的影响

时间	模型组	热水组	煎煮组	发酵组
24 小时	3.80 ± 0.84	3.80 ± 0.84	3.60 ± 0.54	3.80 ± 0.84
7 天	4.00 ± 0.00	3.67 ± 0.58	3.33 ± 0.58	3.00 ± 0.00*
14 天	4.67 ± 0.58	4.33 ± 0.58	4.00 ± 1.00	3.00 ± 0.00#*

* 与发酵组比较 P ＜ 0.05，# 与热水组比较 P ＜ 0.05

7 天、14 天各组进行水迷宫实验，潜伏期结果显示，煎煮组、发酵组大鼠的潜伏期短于模型组（P ＜ 0.05）。煎煮组和发酵组大鼠潜伏期明显短于热水组（P ＜ 0.05）。14 天发酵组大鼠的潜伏期明显短于煎煮组（P ＜ 0.05）（表 4-6）；总路程结果显示，与模型组相比，发酵组大鼠的总路程明显缩短（P ＜ 0.05）。与热水组比较，发酵组大鼠总路程明显缩短（P ＜ 0.05）（表 4-7）；穿越站台次数结果显示，与模型组相比，7 天时未发酵组和发酵组、14 天发酵组的大鼠穿越站台次数均明显增加（P ＜ 0.05）。与热水组相比，7 天时未发酵组和发酵组、14 天发酵组的大鼠穿越站台次数均明显增加（P ＜ 0.05）。发酵组与未发酵组相比大鼠穿越站台次数均明显增加（P ＜ 0.05）（表 4-8）。

表 4-6 "五味甘露"药液对缺血脑卒中大鼠水迷宫试验潜伏期的影响

时间	模型组	热水组	煎煮组	发酵组
7 天	28.68 ± 1.45	26.07 ± 3.38	19.94 ± 2.43*	13.72 ± 0.85*#
14 天	29.04 ± 1.66	26.08 ± 3.85	19.06 ± 1.55*#	12.22 ± 1.26*#&

* 与模型组比较 P ＜ 0.05，# 与热水组比较 P ＜ 0.05，& 与煎煮

比较 P < 0.05

表 4-7 "五味甘露"药液对缺血脑卒中大鼠水迷宫试验总路程的影响

时间	模型组	热水组	煎煮组	发酵组
7 天	607.13 ± 146.03	602.34 ± 88.92	466.19 ± 33.24	283.21 ± 49.99*#
14 天	642.94 ± 166.55	627.73 ± 112.28	417.04 ± 41.21	236.35 ± 45.04*#

* 与模型比较 P < 0.05，# 与热水组比较 P < 0.05

表 4-8 "五味甘露"药液对缺血脑卒中大鼠水迷宫试验穿越站台次数的影响

时间	模型组	热水组	煎煮组	发酵组
7 天	0.83 ± 0.29	0.83 ± 0.29	1.67 ± 0.29*#	3.67 ± 0.58*#&
14 天	1.17 ± 0.29	1.00 ± 0.50	1.50 ± 0.87	4.33 ± 0.29*#&

* 与模型组比较 P < 0.05，# 与热水组比较 P < 0.05，& 与煎煮组比较 P < 0.05

（二）分子生物学改变

对发酵优选组、模型组、煎煮组、热水组大鼠进行海马取材，提取 RNA 进行相关基因检测。结果显示，发酵组大鼠的 BDNF 表达高于模型组；热水组、煎煮组、发酵组大鼠 VEGF 的表达均高于模型组（P < 0.05），且发酵组 VEGF 的表达高于热水组（P < 0.05）（表 4-9）。

表 4-9 "五味甘露"药液对缺血脑卒中大鼠 Pcr 统计结果的影响

	模型组	热水组	煎煮组	发酵组
BDNF	1.0167 ± .21548	1.4867 ± .4186	1.9800 ± 0.590	2.7533 ± 0.76950*
VEGF	0.9133 ± .07506	1.2533 ± 0.07506*	2.02 ± 0.4531*	2.5267 ± 0.46608*#

* 与模型组比较 P < 0.05，# 与热水组比较 P < 0.05

综合上述研究结果，重点对发酵组、直接煎煮、对照组的药液干预效果进行比较，显示发酵组能使神经功能行为评分明显减小、动物行为障碍减轻，并可缩短大鼠 Morris 水迷宫逃避潜伏期和总路程，增加大鼠单位时间内通过原平台位置次数，证明发酵组疗效优于直接煎煮，肯定了发酵工艺对于藏药浴临床疗效的重要性，提示在临床中应该对这种传统发酵工艺加以认真传承和利用。尤其是本研究证实"五味甘露"药液浸浴能改善缺血性脑卒中大鼠的记忆功能障碍，可上调大鼠海马组织中 BDNF、VEGF 的表达，为探索血管内皮细胞生长因子直接参与认知功能的发生发展、脑源性神经营养因子减轻海马损害提供了进一步的依据。

　　缺血性卒中所致认知功能障碍，一般认为与脑血管损伤及内皮功能异常有关，尤其是皮层、丘脑、海马的缺血性病变引起线粒体功能障碍、微循环障碍及脂质过氧化等缺血缺氧性脑损害，进而危害海马组织、降低大鼠学习记忆功能。海马是学习记忆形成的关键结构，且对缺血缺氧改变敏感。已有研究表明，藏药浴能促进血液循环，加强机体代谢，恢复已麻痹的血管运动神经，并促进中枢神经系统及血液循环系统功能，推测了该疗法对于改善脑血管功能、提高认知功能的可能性。本研究采用了分子生物学和行为学方法，选取两种工艺制取的藏药浴基础方药液，观察了对大鼠认知功能障碍的改善情况，证实"五味甘露"药液浸浴能改善缺血性脑卒中大鼠的记忆功能障碍，可上调大鼠海马组织中 VEGF、BDNF 的表达，为发现血管内皮细胞生长因子直接参与认知功能的发生发展、脑源性神经营养因子减轻海马损害提供了进一步的依据。同时还明确了藏药浴疗法对缺血性卒中的有效性，进一步证实了传统发酵工艺的优势，初步探索了药液浸浴改善认知障碍的生物学依据，为藏药浴临床研究和推广提供了科学依据。结合另一项基于403例脑卒中患者的藏药浴卫生经济学评价所证实的藏药浴成本优势，本研究也同时展示了在低成本改善脑血管认知障碍、降低血管性痴呆发生率方面具有广阔的应用前景。

第四节　药液制备的质量评价

依据古代文献和经验传承，藏医药浴药液质量的影响因素很多，药材年份、药材质量、辅剂质量、制备工艺等，均可造成药液颜色、气味等差异，因此传统上颜色等指标往往成为药液质量的评价依据。但这种质量评判方法，更多依赖于专家个体经验和偏好，缺乏多因素、定量化共识。才多等在药液制备关键技术研究中，采用IN/OUT分析法对不同药液样本开展了主观评价的定量研究，取得了初步成果。

一、评价方法

（一）药液样本准备

采用2种药液制备工艺，对三年期藏药材完成制备，共获得8种药液样品：

样品1：五味甘露的5种药材均为2019年采集，采用传统发酵工艺发酵48小时并提取1次后的药液。

样品2：五味甘露5种药材均2018年采集，采用传统发酵工艺发酵48小时并提取1次后的药液。

样品3：五味甘露5种药材均2016—2017年采集，采用传统发酵工艺发酵48小时并提取1次后的药液。

样品4：五味甘露5种药材均2019年采集，直接煮制并提取1次后的药液。

样品5：五味甘露5种药材均2018年采集，直接煮制并提取1次后的药液。

样品6：五味甘露5种药材均2016—2017年采集，直接煮制并提取1次后的药液。

样品7：五味甘露5种药材均2019年采集，直接煮制且提取1次并加入白酒的药液。

样品8：五味甘露5种药材均2018年采集，直接煮制且提取1次并加入白酒的药液。

（二）制定评价标准

依据文献整理和前期临床调研，对临床常用的药液评价要素进行筛选，将色泽、药香、酒香、异味、总体评价5项指标作为评价要素，对每个要素从质量较差至质量优良依次赋予1～5分，建立"藏药浴药液感官评价标准"（表4-10）。

表4-10　藏药浴药液感官评价标准

类别	评分分值				
	5分	4分	3分	2分	1分
色泽	色泽均匀，成茶色，透明度好	色泽较均匀，透明度较好	色泽一般，稍有不均匀情况	色泽较差，均匀性差	色泽混乱，或有使人不愉快色泽
药香	具有强烈的发酵药物特有香味，香气柔和，浓郁	具有发酵药物的香味，香气柔和，稍淡	具有发酵药物香味，香气不够柔和	具有类似发酵药物的香味，但香气不明显	不具有发酵药物的香味，仅有草药本身的味道

类别	评分分值				
	5分	4分	3分	2分	1分
酒香	具有强烈的青稞酒香味，香气浓郁，无异味	具有青稞酒香味，香气柔和，但稍淡	具有青稞酒香味，香气不够柔和	具有类似青稞酒香味，但稍有异味	不具有青稞酒香味，异味强烈
异味	不具有任何异味	具有微量异味，但不明显	具有少量异味	具有较明显的异味	异味严重，难以接受
总体评价	产品总体评价很好，非常喜欢产品	产品总体评定好，比较喜欢产品	产品总体评价中等，比较不喜欢产品	产品总体评价较差，比较不喜欢产品	产品总体评价很差，十分不喜欢产品

（三）邀请评价专家

邀请藏药浴领域8位权威专家作为评价人员，分别来自西藏自治区藏医院、西藏自治区山南藏医院、西藏自治区日喀则藏医院、青海省藏医院、甘肃省夏河县藏医院，包括了对藏药浴有专门研究的藏医国医大师、藏医药国家级代表性传承人、藏医药浴专科负责人、藏药浴科室资深专家等。

（四）现场评价

邀请专家采用感官评定分析法对8种药液样本开展现场评价。排除色盲、色弱者。采用基本气味测试法（采用乙醇、乙酸、纯净水等样品测试）排除味觉损伤者。选择具备光照条件、通风条件的房间作为评价室。评价前对通过测试人员进行培训，如测试前30分钟不得吸烟、4小时内不得饮酒，不得喷香水。排除感冒与身体不适者，并对如何填写评定表进行辅导（表4-11）。

表 4-11　药液质量评分表

五味甘露药液感官评定表

尊敬的各位专家：

感谢您参加此次感官评定！

请各位专家对下列五味甘露药液样品进行感官评定，并依据"藏药浴药液感官评价标准"，从色泽、药味、酒味、异味 4 个方面对 1～6 样品进行打分，并将分数填入下列表格。如有其他建议，请填入"建议"栏。

评定方法：每位专家从任意样品开始进行评价，每个样品的评价时长为 30 秒，每次评价后休息 10 秒，整个过程会有工作人员配合计时。

样品序号	色泽	气味			整体（含触觉）
		药味	酒味	异味	
样品 1					
样品 2					
样品 3					
样品 4					
样品 5					
样品 6					
样品 7					
样品 8					
样品 9					
样品 10					

建议：_____

_____

专家签名：

工作单位：　　　　　　　　　　　日期：　　年　　月　　日

将药液样品做好标记，辅助人员做好相应记录，即每个标号对应的药液产地与批次。评价者每评价 10 份药液样本后，休息 10 分钟。完成所有评价后收集评定表，由辅助人员进行相应数据整理与数据统计标准进行计算。计算方法为各参数相加取均值。

二、评价结果

（一）药材年份差异

采用不同年份五味甘露药材制备的五味甘露药液感官评分结果，如表 4-12。结果表明，无论采取何种制备方法，采用 2018 年（隔年药）采集并处理的 5 种五味甘露原料草药制备的五味甘露药液，均得到了更高的感官评分。

（二）制备方法差异

结果表明，采用传统发酵法制备的五味甘露整体好于乙醇法，而两种方法制备的药液又均好于直接提取的药液（不含乙醇成分）。

表 4-12　藏药浴药液感官评定得分表

药液	色泽	药味	酒味	异味	整体	总分
样品 1	3.88	3.75	4.25	4.88	3.83	20.58
样品 2	4.13	4.50	3.88	4.75	5.00	22.25
样品 3	3.50	3.75	3.38	4.50	3.33	18.46
样品 4	3.50	3.13	0.75	4.50	1.50	13.38
样品 5	3.88	4.00	0.75	4.50	2.17	15.29
样品 6	3.88	4.00	0.75	4.50	1.50	14.63
样品 7	3.88	3.13	2.75	4.50	2.67	16.92
样品 8	4.13	3.38	2.88	4.50	2.83	17.71
样品 9	3.38	3.25	2.63	4.50	2.17	15.92

藏药浴专家所做的感官评定结果表明，不同年份采集的五味甘露药材及不同五味甘露药液制备方法确实会对其药液质量产生影响。当用隔年的药材并采用传统发酵制备方法进行藏药浴药液制备时，制备所得的藏药浴液具有更佳的感官质量。

本次实验中，采用隔年草药与传统发酵工艺制备的藏药浴药液的平均总分最高，为22.25分。该结果表明，药浴中的乙醇类物质确实对药液质量产生影响。在传统发酵工艺中，藏药中的糖类物质逐渐转变为醇或脂类物质，与直接加入外源性乙醇相比，这种方式可能更有利于有效成分的提取，也有利于芳香脂类物质的生成。表现在感官评价中，专家一致表明，采用传统发酵制备的药液，具有更好的"滑""黏""柔"的感觉。因此，在临床中，应尽可能创造条件采用传统发酵工艺制备药液。

三、评价展望

药液质量评价是关乎疗效的重要环节，有必要采用主客观结合的方法构建符合藏医药浴特点的质量评价体系。上述研究采用感官评价方法仅仅完成了对药液质量定量化评价方法的探索，限于样本量和评价指标等因素，距离形成药液质量标准还有很大差距。此外，已有研究文献报道一些研究团队采用滴定分析、气相色谱、液相色谱等方法用于藏医药浴的药液样本分析，尝试选择具代表性指标与活性成分用于评价药液质量，但也多处于探索阶段，构建藏医药浴药液的质量评价体系虽势在必行，但任重而道远。

参考文献

[1]GBD 2016 Causes of Death Collaborators. Global，regional，and national age-sex specific mortality for 264 causes of death，1980-2016:a systematic analysis for the global burden of disease study 2016[J]. Lancet，2017，390（10100）:1151-1210. DOI:10. 1016/S0140-6736（17）32152-9.

[2] 国家卫生健康委员会 .2018 中国卫生健康统计提要 [M]. 北京 : 中国协和医科大学出版社，2018.

[3]Zhong XP，Geng JG，Lu Y，et al. Correlation of cognitive dysfunction with hemiplegia and aphasia in patients with acute stroke[J]. Chinese Journal of Clinical Rehabilitation，2006，10:181-183.

[4] 金学英，藏医特色药浴疗法综论 [J]，亚太传统医药，2010, 6（3）:101-102.

[5] 宇妥·元丹贡布 . 四部医典 [M]. 上海：上海科学技术出版社，1987.

[6] 黄河，许洪 . 基于正交试验的藏药浴液发酵工艺优化 [J]，中医外治杂志，2017，26（6）:7-8.

[7]Liu H，Zhang J. Cerebral hypoperfusion and cognitive impairment: the pathogenic role of vascular oxidative stress[J]. IntJ Neurosci，2012，122（9）:494-499.

[8] 邱怀德 陆晓 . 藏药药浴应用于脑卒中康复的卫生经济学评价 [J]，中国康复医学杂志，2018，33（12）:1434-1439.

[9] 昂格力玛，水玲，伊茹娜，等 . 蒙医五味甘露浴对佐剂性关节炎大鼠肝 GSH、GSH-Px、SOD 活性及 MDA 含量的影响 [J]. 中国民族民间医药，2020，29（10）:41-43，56.

[10] 郝忻伟，田守林，孔倩倩 . 藏药五味甘露药浴汤散的鉴别和含量测定 [J]. 食品与药品，2014，16（2）:116–119.

[11] 齐格日乐图，都吉雅 .HPLC 法测定五味甘露药浴剂中盐酸麻黄碱的含量 [J]. 中国民族民间医药，2009，18（3）:27–28.

[12] 党晓菊 ，周长凤 . 薄层扫描法测定蒙药五味甘露溶剂中麻黄碱的含量 [J]. 中国民族医药杂志，2003（2）:32–33.

第五章　藏医药浴临床研究

　　临床应用是藏医药浴发挥疗效价值的关键阶段，在药浴工作链条中居于核心位置。近年来尤其是改革开放以来，伴随藏医院建设与发展，藏医药浴临床也呈现稳步发展趋势，科室设置、人才队伍、硬件设施、科研成果、服务范围等各方面建设日新月异。系统总结藏医药浴临床发展经验，深入评价藏医药浴临床疗效，可为强化提升藏医药浴临床服务能力提供循证依据。

第一节　藏医药浴的临床实施

　　藏医药浴临床的规范化发展是保障药浴实施质量、提高临床疗效的条件和基础。目前各地大部分藏医医疗机构均围绕藏医药浴开展了规范化建设，制定有多种形式的质量标准和服务标准。现综合多家机构的药浴临床规范，对藏医药浴的临床实施要点加以综述。

一、药浴临床分类

（一）药水浴

　　尽管藏药浴在历史上形式多样，但当前藏医临床中普遍采用的是药水浴。药水浴分为局部浴法和全身浴法两类。局部浴法是在配制好的药液中，以局部患处为中心浸泡半小时，对治疗机体某一局部病变、缓解疼痛有良好效果；全身浴法则是让患者仰卧浸泡于药水中，药液液位一般不超过乳头水平。浸浴时轻推或活动功能障碍的肢体，或推拿揉搓疼痛部位，以起到水中按摩或水中体操作用。

通常情况下，药水浴浸浴可分上、下午各一次，7～10天为1个疗程。在整个治疗期间，浸浴温度和时间应有所变化，如第一天水温38～40℃，浸浴时间20～30分钟，此后逐渐升温并延长浸浴时间，至最高温度为46℃、时间40～60分钟，即依次降温，至疗程结束时水温为38℃，时间40～60分钟。这种变化趋势须因人而异、因病证而异、因季节而异。

（二）药汽浴

药汽浴也即熏蒸疗法。藏医传统药汽浴多将五味甘露药捣碎加水，置于锅中熬煮，大锅上用多孔木板覆盖，上铺毛毡，使患者躺于其上，并用棉毯将患者和木板一起盖严，以不使药汽外露。藏医药汽浴还有一种陈骨浴，即把各种朽骨熬煮于锅中，用其水汽进行熏蒸治疗。

目前藏医药汽浴普遍基于新型熏蒸设备，开展多种熏蒸疗法。总体上可分为密闭熏蒸法、简易熏蒸法和局部熏蒸3种，并以全身蒸气浴为主。其中密闭熏蒸法是在设备提供的密闭空间中，将所有药物加热煮沸，利用药物蒸汽作用于人体。熏蒸治疗时患者可只穿短裤，坐或卧于其中，局部空间的温度从30～35℃开始，渐增至40～43℃，一般熏蒸时间15～30分钟，熏蒸后患者要安静卧床休息，不要求冲洗，治疗可每日或隔日1次，5～10次为一疗程；简易熏蒸法则是用较大容器将加热煮沸的药液倒入容器中，容器上置木板，病人裸坐其上，用被单围住全身，仅露头面进行熏蒸；局部熏蒸是将加热煮沸的药液，倒入适当大小的容器中，使患者将患部置于容器中，离药液一定距离，其上可敷毛巾不使热气外透。

（三）缚浴

藏医缚浴分清热缚浴和祛寒缚浴两类。清热缚浴多采用药物及谷物磨成粉后，加芝麻油或陈年植物油调和，用布包扎于患处，还可选取植物鲜花煮过后再行缚浴；祛寒缚浴多采用动物粪如鼠粪、鸽粪，也可用酒煎各种动物碎骨代替。缚浴法主要应用于局部病变，若发病范围较广，则不宜采用此法。

常用的清热敷浴又可分为油糊膏和水糊膏。油糊膏是将药物（包括各种谷物粮食）研成细末，在药粉末里加上调剂（芝麻油、陈年植物油等）调和均匀制成糊状，装入干净的布包内，包扎或放置于病患部位，但不可过紧；水糊膏则是将药物（多为无毒的植物鲜花）放于锅内，加水浸没药物为度，用文火煎煮后，去渣取液，制成药液，再将纱布或脱脂棉在药液里浸泡后敷于患处，外盖油纸或塑料薄膜胶布固定。

常用的祛寒敷浴也分为两种：一是把动物粪如鼠粪、鸽粪和辅药放入锅内，用慢火炒热，再加入酒精混合均匀后用布包包好，固定于病灶部位；二是把各种动物骨打碎后放入锅内，加入适量酒煎熬后，去渣取液而制成药液，然后把敷巾放入热药液浸透，取出拧去多余药液，直接热敷于患处（可先在皮肤上涂一层凡士林油），每 3～5 分钟更换一次药巾，时间为 20～30 分钟。

二、实施流程

藏医药浴的药液在完成配置之后，就进入了正式的药浴实施阶段了。根据藏医临床的实际工作经验，无论是药水浴、药汽浴、缚浴，全部药浴流程均包括准备、先行、正行、不良反应及处理、停止操作、操作后处理共 6 个阶段（图 5-1）。现以药水浴为例，对全流程各阶段加以概述。

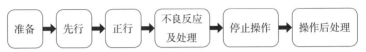

图 5-1　藏医药浴实施流程图

（一）准备

准备阶段特指在药浴实施前，医护人员要做好必备的材料准备和医患沟通工作。其中重点是辨病、辨证、辨人、辨时制订药浴方案，测量病人体温、血压及心率，并认真记录检查结果；核对患者信息后，与患者完成有效沟通，做好病人浴前心理疏导，给予必要解释，使其了解藏医药浴的原理及注意事项，并告知患者本次治疗目的、注意事项、常见问题，最大程度上取得患者的积极配合，提高药浴过程的依从性；此外还应按照医嘱，完成药液制备。

（二）先行

本阶段要针对患者具体情况，进一步有针对性地完成患者入水前的准备工作，重点是要做好浸浴方案和药水配制。患者的浸浴方案，要求在充分掌握患者症状的基础上，按照药浴适应证和禁忌证的范围，对患者的眼睛、四垢部、心脏等部位加以区别对待和保护，并根据医嘱和患者病情对水温和水位加以调节。

（三）正行

该阶段是患者浸浴的关键阶段。首先酌情加入辅助的麝香酒等辅剂，再请患者按照手脚—下半身—全身的顺序逐步适应入水；指导患者（或家属）用药液摩擦胸部及心前区，待其适应药液后，要求患者两肩、双手务必浸入药液中，头部和前胸露出水面，以减轻心肺负担，避免出现心悸、胸闷、气短等现象。在此期间，随时提示患者入水时动作要轻，防止药液溢溅于眼、鼻、口腔内；浸浴时间完成时，嘱咐患者或家属在患者出水时及时擦干药水，并在完全保暖避风的条件下，进入发汗位置进行发汗，发汗完毕5分钟以上才允许患者恢复正常起居。每次药浴不要时间过长，药浴时间和温度的变化要循序渐进，因人而异，以浴中感觉舒适为度，不可一日药浴多次或连续浴疗多个疗程。

（四）不良反应及处理

药浴过程中应严密观察病人的身体状况，包括面色、表情、意识、血液循环、皮肤色泽、全身温度等，并做好详细记录。特别是对儿童、年老及偏瘫患者要注意防止摔倒、虚脱等情况的发生。一旦出现不良反应，要立即测量病人呼吸、血压、脉搏，尽快报告医生给予及时处理。浴中如果出现头晕、恶心、心慌等现象，应缓慢出浴，静卧片刻休息。但浴后反应重，持续时间长，出现以下不适表现，应及时停止浸浴和发汗，并采取必要处理措施：①头晕、头痛、额头及枕骨剧烈疼痛时，应停止药浴，并口服二十五味珊瑚丸或七十味珍珠丸；②呼吸困难、口唇紫绀、心率大于120次/分，应立即给予持续低流量吸氧直到症状解除；③出现脑压增高症时，应停止药浴，用三十一味沉香散熏闻，并予25%甘露醇快速静点。对昏迷不醒者，用西地兰0.4mg、心得安1～3mg稀释后静脉推注。

（五）药浴结束

药浴结束后，应用面粉或糌粑涂擦并按摩全身，嘱患者近期避免风寒受凉，使用新鲜营养食物。

（六）操作后处理

待患者离开药浴场所后，要及时更换床单，排放药液并清洗浴缸；注意对患者做好药浴相关事项的健康教育。

三、护理流程

药浴医嘱完成后，护理工作在药浴流程中居于核心地位，是决定药浴疗效的关键角色。依据药浴流程，药浴护理分为浴前、浴中、浴后三个阶段。

（一）浴前护理

首先要对病房内外和器械进行彻底消毒，以免在病房内引起交叉感染，并使室内空气流通、干湿适当，为病人创造舒适的就医环境；对患者进行全面的身体检查，掌握其体温、心率、血压等数据；对患者进行宣教护理，说明药浴治疗要达到的目的、药浴过程注意事项；调好药水的温度，使水温适合于病人，过热易烫伤皮肤而出现较重反应，过低不仅达不到治疗效果，而且容易导致腹胀、腹泻等不良反应。

（二）浴中护理

患者入水后，护理人员应该按照提前制定的浸浴时间和温度，随时掌握时间进程和温度变化，切忌出现较大波动。首次浸浴时间应控制在 15～30 分钟，以后可逐渐延长，但应根据病人病情和体力而定。对中、老、幼不同年龄段的患者，护理人员应当给予对象相应的观察护理，要及时处理各种突发的情况；在浸浴时，可辅助患者轻缓地推动药液以增加药气与皮肤的接触面积，加强摩擦刺激，也可轻摇其身体，轻推存在功能障碍的肢体或推拿揉搓其疼痛部位，以产生水中按摩的作用。注意切忌大动或猛搅，否则药气会大量从水面逸出，影响治疗效果。按摩时用力不宜过重，以免损伤皮肤。对于患有高血压的病人，在入水时应指导其先洗下肢，使下肢血容量增加而头部血容量减少。患有低血压的病人则正好相反，应先洗头部，使头部血管扩张，相对血容量增加，这样既能达到调整血压的疗效，又不致发生晕池；浸浴过程切忌使用肥皂、洗发膏等化学洗涤剂或化妆品，防止与药液发生化学反应而影响治疗效果。浸浴时以前额微汗或小汗为止，严禁大汗淋漓。

（三）浴后护理

患者出水后，发汗是重点护理环节，尤其要结合发汗效果，对皮肤进行藏药按摩涂擦疗法，促进毛孔有效闭合，使药浴治疗达到更好的效果。

1. 发汗护理

出水后首先指导或协助患者用毛巾将身体擦干，擦拭时用力要轻，以保护好附着在皮肤表面的药物活性成分。嘱患者穿上浴衣，平卧于较温暖的房间，用被子盖严患者手足，用毛巾包裹头部，暴露眼、口以避风取汗。发汗时间为 8 ～ 15 分钟。

2. 补液

发汗期间体内水分大量丢失，应适时适量给病人服用补充盐水，并记录出汗量的多少。因茶水有利尿作用，会加重体内水分的丢失，因此不宜给病人饮用茶水。出汗期间护理人员要注意保持被褥干燥，避免受凉。

3. 擦药按摩

药浴后因体力耗损较大，易出现头晕、耳鸣、乏力甚至呕吐、气血紊乱。应根据病人体征和医生经验，在发汗后 1 小时左右进行擦药、按摩，使毛孔闭合，避免风邪入侵。可将阿贵丸、三十味沉香丸砸碎放在熔化后的酥油里煎熬，待降温后，将所得药膏涂抹于皮肤表面并做按摩。

（四）其他护理注意事项

除各阶段的护理事项外，还有一些禁忌要素和养护措施需要在护理中加以重点关注和处理。

1. 时间禁忌

处于脑血管意外危险期及不稳定期的患者；经期妇女需月经干净 3 天后方可施行药浴疗法；过饱、过劳、过饥、醉酒、大渴、大惊、大恐、大怒者均要慎用；空腹、孕期不宜药浴。

2. 症状禁忌

对麻痹或麻木症患者，应注意药浴的温度，以免烫伤；严重心脏病或合并有心功能不全的人；有出血倾向、恶液体质、高热性疾病、败血症倾向者，活动性肺结核、急慢性肝炎及其他传染病患者，肝硬化中晚期及肝功能不全患者，精神病、癫痫等不能自我约束的患者均禁忌实施药浴疗法；对恶性肿瘤患者的药浴治疗仍在探讨中。

此外，还应提醒患者及家属加强自我护理：①饮食方面，应多吃新鲜蔬菜及高营养、高蛋白、高热量且易消化的食品，多饮营养丰富的汤类（鸡、鱼、骨等汤）、奶类及各种果汁，少食油腻肥甘、辛辣、生冷、酒类等刺激性食物。特别是皮肤病患者，要绝对禁忌辛辣、酒类及鱼、虾、蟹、猪肉等荤腥发性食物。②出院后短时间内避免洗头、洗澡，注意全身保暖，防止吹风着凉。特别是风湿 / 类风湿关节炎、坐骨神经痛患者，要避免潮湿、受凉、劳累。③坚持体育锻炼，增强肢体功能。④近期尽量少行房事。⑤不宜进行大量放血和械疗。

第二节　藏医药浴临床应用现状

对藏医药浴的临床发展现状和进展开展系统回顾和梳理，对于总结以往药浴临床经验、发现临床工作不足具有重要价值，但藏医药浴临床涉及全国 100 多家医疗机构，难以完成全面的现场调研。为此中国医学科学院吴金鹏和广东省中医院郭新峰团队以藏医药浴文献为对象，通过文献计量、系统评价和 Meta 分析，获得了藏药浴主治疾病、药浴组方、药浴类型等证据图谱，以及主要治疗病种的疗效与安全性评价结果，可为了解藏医药浴发展趋势和现状提供基础性依据。

一、文献总体情况

以"藏医药浴""藏药药浴""藏药浴""藏族药浴""五味甘露""藏医水浴""藏药水浴""藏水浴""藏医蒸浴""藏药蒸浴""藏蒸浴""藏医敷浴""藏药敷浴""藏敷浴"为检索词，检索中国知网，共获得 273 篇文献。其中最早一篇文献为俞汝龙等报道的"藏医药浴疗法治疗类风湿关节炎 131 例疗效分析"，于 1989 年发表于《中西医结合杂志》。文献趋势图也显示，藏医药浴的文献量从 2000 年左右开始明显增加，并于 2007 ～ 2008 年前后呈现迅速上升势头，近 5 年来基本维持在每年 20 篇以上，这不仅与藏医药浴的稳步发展趋势相吻合，也客观反映了藏医药浴对临床科研工作的重视程度也在同步提升（图 5-2）。

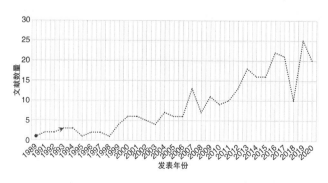

图 5-2　中国知网来源藏医药浴文献趋势图

二、研究方法

为进一步完成藏医药浴临床应用的证据图分析，研究团队采用相同检索词，将检索数据库扩大至国内外常用的七个中英文数据库，包括 SinoMed、中国知网、维普期刊数据库和万方数据库、PubMed、Embase、Cochrane Library，检索时间为各数据库建库至 2020 年 9 月 22 日。各库检索到的题录导入 Endnote 文献管理软件除重后，浏览文献的题目和摘要，根据纳入、排除标准进行筛选（图 5-3 虚线上部分 scoping review）。

（一）纳入标准

1. 藏药浴临床研究。

2. 有明确的主治疾病。

3. 采用藏药浴或联合其他疗法。

4. 有结局指标数据报道。

（二）排除标准

1. 非"藏药浴"相关的文献。

2. 藏药浴的个案报道、综述、专家经验。

3. 非临床研究，如动物实验、理论探讨等。

4. 重复发表的文献仅保留发表时间最早的 1 篇，其余排除。

（三）数据提取

提取以下数据：主治疾病、研究类型、药浴方组成或厂家信息、药浴类型等。数据处理原则包括：

1. 研究类型

对照试验中的对照组必须是与治疗组患相同疾病的患者，用健康人某项指标作为正常参考值对照的视为非对照研究；随机对照试验正文中必须有随机描述，仅摘要中有随机字样的视为非随机研究。

2. 药浴组方

有药浴方厂家信息的文献，其组成以该厂家说明书为准。

3. 药浴类型

藏药浴类型分为水浴、蒸浴、敷浴、组合、不明，无论是研究治疗方案还是文献讨论部分，凡提及的具体操作描述均作为药浴类型判断的参考，如药浴类型不单一，或提及"熏洗"，均归为"组合"，无法判断的即为"不明"。

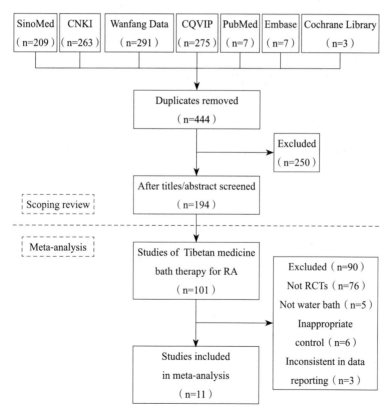

图 5-3　藏药浴临床研究文献筛选流程图

三、研究结果

依据藏药浴临床研究文献筛选流程对所有文献进行筛选，共纳入文献 194 篇。以频数分析法分析藏药浴的常见主治疾病、研究报道类型、药浴组方、药浴类型，获得藏医药浴临床报道文献的各项结果。

（一）主治疾病

文献分析结果显示，藏医药浴临床研究文献共涉及 30 个病种，文献报告较多的包括类风湿关节炎 101 篇，银屑病 24 篇，膝骨关节炎 11 篇，骨质增生 6 篇，强直性脊柱炎、脑卒中康复、骨关节炎、产后风、痛风性关节炎各 5 篇（表 5-1）。

表 5-1　藏药浴主治疾病及相应药浴类型情况分布表

病种	报道篇数	药浴类型				
		水浴	蒸浴	敷浴	联合	不明
类风湿关节炎	101	81	4		8	8
银屑病	24	21				3
膝骨关节炎	11	7		2	1	1
产后风	6	6				
骨质增生	6	3		3		
强直性脊柱炎	5	5				
脑卒中康复	5	3	1	1		
骨关节炎	5	3			1	1
痛风性关节炎	5		1		2	2
其他风湿免疫疾病	15	9	4	1	1	
面瘫	3		3			
脓疱病	3	2				1

病种	报道篇数	药浴类型				
		水浴	蒸浴	敷浴	联合	不明
小儿脑性瘫痪	2	2				
小儿麻痹症	2	2				
坐骨神经痛	2	1	1			
下肢静脉血栓	2	1				1
三叉神经痛	2			2		
腰椎间盘突出症	2			1	1	
带状疱疹	1	1				
股骨头坏死	1	1				
湿疹	1	1				
鱼鳞病	1	1				
骨质疏松症	1	1				
紫癜性皮炎	1	1				
肢体痉挛	1	1				
红斑狼疮	1		1			
颈椎病	1		1			
皮肌炎	1		1			
关节痛	1			1		
高原骨折	1				1	
总计		153	17	11	15	17

（二）研究类型

在纳入的临床报道文献中，共有随机对照试验53篇，非随机对照试验30篇，病例系列报道111篇。其中，类风湿关节炎有随机对照试验25篇，非随机对照试验17篇，病例系列报道59篇；银屑病有随机对照试验5篇，非随机对照试验3

篇，病例系列报道 16 篇。

（三）药浴方组成

在纳入的文献中，共有 173 篇文献报道了药浴方名或组成。明确以五味甘露汤加减为药浴方，或根据组成分析可判定所用药浴方为五味甘露方加减的临床研究报告累计 168 篇，另有 3 篇药浴方不明，1 篇以七厘散为药浴方，1 篇为矿石蒸汽浴。

（四）药浴类型报道情况

依据《藏药浴主治疾病及相应药浴类型情况分布表》可知，药水浴的临床研究报道远多于其他药浴类型，蒸浴、敷浴、两种及以上药浴类型组合报道篇数相近。部分临床研究无法判断药物类型。前 5 位藏药浴临床研究报道最多的病种均以药水浴为主。

综合上述结果，藏医药浴临床多采用以五味甘露汤为基本方的药水浴。五味甘露方取意于阴甘露、阳甘露、土甘露、水甘露、草甘露的五味主药，据《四部医典》记载分别对应藏麻黄、圆柏枝、青蒿、水柏枝、杜鹃花，但实际临床应用中各味甘露药在一定的范围内均存在不同差异；此外，大部分文献对于藏医药浴的实施操作描述得较为详细，除药浴时间、药浴频率、药浴疗程、药浴类型等关键要素外，部分文献还描述了药浴前评估、药浴温度、药液水位、浴后发汗等注意事项，可为临床实际操作提供多方面的参考。

第三节　藏医药浴临床疗效评价

依据藏医药浴临床发表文献梳理，藏医药浴临床研究报道最多的主治疾病为类风湿关节炎，且多以药水浴形式进行治疗。为此，郭新峰团队进一步开展了藏医药浴治疗类风湿关节炎的系统评价与 Meta 分析，以严格评价其治疗类风湿关节炎的疗效与安全性。文献筛选标准包括：研究类型为随机对照研究；主治病种仅为类风湿关节炎；藏药浴类型为水浴；对照措施包括空白对照、安慰剂对照或与其他疗法的对照。排除标准包括：不合理的对照设计；报道数据不合理。

一、临床评价方法

（一）RCT 偏倚风险评估

由两名评价者使用 Cochrane 协作网偏倚风险评价工具对纳入的随机对照试验质量进行独立评估，如遇意见不一致，由第三方复评并通过协商解决。

（二）结局指标提取与统计分析

根据研究报道的结局指标情况，提取以下结局指标的数据：有效率、疼痛 VAS 评分（cm 或 mm）、晨僵时间（min）、关节压痛指数、关节肿胀指数、双手平均握力（mmHg）、休息痛、血沉（mm/h）、不良反应报道。

本研究采用 Rev Man 5.3 软件进行数据分析。效应量，计数资料以相对危险度（Relative Risk，RR）计算；计量资料连续变量以均数差（Mean Difference，MD）计算，其余变量不纳入分析。均计算 95% 置信区间（95% Confidence Interval，95% CI）。用 χ^2 检验对纳入研究的异质性进行分析，考虑藏药浴研究的异质性，采用随机效应模型合并效应量。如有 2 个或以上的研究是相同对照，则做亚组分析，否则不做亚组分析。

二、临床评价结果

依据藏医药浴临床研究文献筛选流程，最后纳入 11 篇 RCT 进行 Meta 分析（图 5-3）。

（一）偏倚风险评估（ROB）评价

结果见图 5-4、图 5-5。

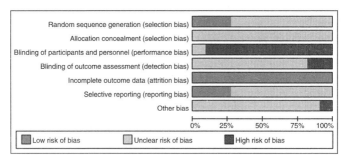

图 5-4　偏倚风险评估堆积条状图

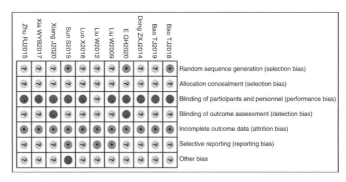

图 5-5　偏倚风险评估概述

纳入的随机对照研究报告中：①随机序列产生：仅 3 篇报告了以"抽签""随机数字表"分组的随机序列产生方式，为"低风险"，其余研究未报道，为"不明确"。②对受试者、研究者设盲：有 5 篇为空白对照，6 篇以口服、常规用药作为对照，均无法实现对受试者、研究人员设盲，为"高风险"，余 1 篇与足浴方对照，但无法判断是否采用了足够的设盲措施，为"不明确"。③不完全数据报告：仅 2 篇研究出现脱落病例，但组间缺失数据的数量均衡、缺失原因相似，故所有研究均为"低风险"；④选择性报告：3 篇文献对疗效评价、疼痛 VAS 评分、关节症状评价、实验室指标及安全性指标或不良反应均有报道，为"低风险"，其余试验方案不能明确，为"不清楚"；⑤分配方案隐藏、对结局评价者设盲：所有文献未报告分配方案隐藏，且缺乏对结局评价者设盲的相关信息，因此该两项所有研究均评为"不明确"。⑥其他偏倚：1 篇文献第一作者单位为藏药研发公司，存在"高风险"，其余研究的报告信息不足以判断，为"不清楚"。

（二）随机对照试验分类及其 Meta 分析

纳入的 11 篇随机对照试验的治疗组均用五味甘露药浴方加减，5 篇为空白对照，2 篇用口服中成药（分别为正清风痛宁、雷公藤片）对照，1 篇用口服双氯芬酸、来氟米特对照，1 篇用足浴方对照，其余 2 篇仅提及采用常规治疗对照，未提及药物名称。

1. 疗效评价

有效率的疗效评价标准中有 1 篇采用 ACR 评分，1 篇采用 2002 年《中药新药临床研究指导原则》，其余未查到出处。因其评价内容均为关节肿胀、疼痛及活动功能，故仍计算其合并效应量。

藏医药浴对比于空白对照和其他阳性对照 RCT 的有效率森林图见图 5-6。

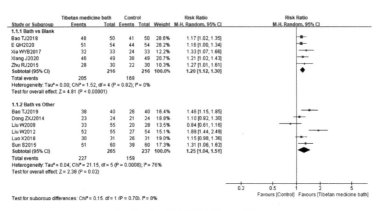

图 5-6　有效率 Meta 分析

结果提示在有效率方面，五味甘露方药水浴治疗 RA 优于空白对照（1.20[1.12，1.30]，I²=0%）和其他疗法（1.25[1.04，1.51]，I²=76%），差异均有统计学意义。

2. 疼痛 VAS 评分

有 4 篇文献报道，2 篇为空白对照，2 篇以中医治疗对照，其森林图见图 5-7。

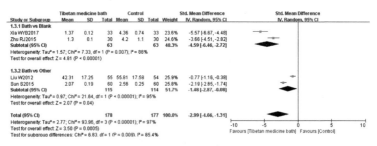

图 5-7　疼痛 VAS 评分 Meta 分析

结果提示，在疼痛视觉模拟评分（Visual Analogue Scale/Score，VAS）方面，五味甘露药浴法优于空白对照（-4.59[-6.46，-2.72]，I²=86%），差异有统计学意义。总体上，五味甘露药浴在改善类风湿关节炎疼痛 VAS 评分方面优于其他疗法（ $-2.99[-4.66，-1.31]$ ， $I^2=97\%$ ），且差异有统计学意义。

3. 关节症状评价

有 3 篇研究报告关节压痛指数、关节肿胀指数、晨僵时间（min）、双手平均握力（mmHg），2 篇研究报告休息痛，但因为有 1 篇（Liu W2009）对以上结局指标报告均采用四分位数间距，所以实际纳入分析的研究见表 5-2。

表 5-2 关节症状评价 Meta 分析

观察指标	研究数量	受试者数量	效应量（RR[95%CI]）	I^2（%）	纳入研究
关节压痛指数	2	229	$-0.02[-0.49，0.09]$	20	Liu W2012，Sun S2015
关节肿胀指数	2	229	$-0.57[-1.09，-0.05]$	74	Liu W2012，Sun S2015
晨僵时间（min）	2	229	$-0.06[-0.32，0.20]$	0	Liu W2012，Sun S2015
双手平均握力（mmHg）	2	229	$1.07[-0.33，2.46]$	96	Liu W2012，Sun S2015
休息痛	1	109	$-11.37[-20.40，-2.34]$	–	Liu W2012

纳入关节症状评价分析的 2 篇研究采用的对照组分别为中成药正清风痛宁和雷公藤片口服，结果提示相比于部分中成药口服治疗，五味甘露药浴方的药水浴法能减少 RA 的关节压痛指数、关节肿胀指数、晨僵时间、休息痛，提升双手平均握力，但仅关节肿胀指数、休息痛的改善有统计学意义。

4. 实验室指标

2 篇文献报告了藏药浴对类风湿关节炎患者血沉等实验室指标的改善，其中 1 篇还报告了类风湿因子及 C 反应蛋白，但因为该文献仅给出了四分位数间距，所以本研究实际分析的实验室指标仅为血沉，文献仅 1 篇。分析的文献以雷公藤片为对照，其血沉效应量为 –11.4[–20.67，–1.61]，提示五味甘露药浴方的药水浴法在降低血沉方面优于雷公藤片，且差异有统计学意义。

5. 安全性指标或不良事件

有 3 篇文献关注了安全性指标或不良事件，其中 2 篇研究报道有不良事件发生。在关注安全性指标或不良事件的 180 例藏药浴治疗组中，不良事件共有心慌 4 例、皮肤反应 3 例、消化道反应 1 例；相应的 150 例对照组，不良事件共有头痛 1 例、皮肤反应 6 例、消化道反应 1 例。可见藏药浴治疗组与对照组的不良事件症状及例数相差不大。另外，2 篇报道了不良事件的文献中，仅 1 篇描述停药后 2 周内症状消失，两者均未对不良事件与藏药浴的因果关系进行判断。

三、临床研究展望

目前，藏药浴的临床应用集中在风湿免疫疾病，其次为皮肤科疾病。相较于其他病种，藏药浴治疗类风湿关节炎的报道频率最高。通过对藏药浴治疗类风湿关节炎的随机对照研究进行系统评价可以发现：藏药浴对类风湿关节炎的部分结局指标（如疼痛 VAS 评分等）有改善且效果确切，对关节压痛指数、晨僵时间等有改善，但无统计学意义。改善无统计学意义的结局指标可能是藏药浴确实对该结局改善无益，也有可能是因为本次系统评价可纳入分析的文献量及样本量少，统计效能不足以反映藏药浴真实疗效的假阴性，可能还需要更多的随机对照研究进行验证。实际上，以藏药浴作为治疗组治疗方案的随机对照试验不少，但多是联合了口服药物、针灸等其他疗法（而对照组没有上述疗法），无法平衡混杂因素来切实反映藏药浴本身的特异性疗效。提示今后藏药浴疗效与安全性的随机对照研究，应根据研究目的选择合理的对照组，建议优先采用安慰剂或指南推荐的疗法。

针对纳入的随机对照试验分析发现：在偏倚风险方面，除对随机序列产生、分配方案隐藏等操作描述缺失之外，藏药浴临床研究缺乏盲法设置的问题尤为明显，这将导致其存在较高的偏倚风险。藏药浴的盲法设置并非无法实现，以制作藏药浴水浴的安慰剂为例，可调配与药浴颜色一致的热水，实施药浴时浴室内配合适量药液雾化，并提前将用于出浴后擦拭身体的毛巾进行药水熏蒸并放凉；在结局指标的选择方面，藏药浴随机对照试验关注安全性指标或类风湿关节炎公认的疗效结局指标的较少，而被普遍报告的有效率，其判断的评价标准多为无法查及，因此后期藏药浴疗效试验应当多关注安全性指标及国际公认、指南推荐的结局指标。

综上所述，藏药浴的临床研究报道在组方、操作选择方面较稳定，主治疾病范围较集中，在藏药浴操作描述上较详尽，便于藏药浴的宣传与推广。但目前单纯反映藏药浴有效性及安全性的高等级循证医学证据仍较少，尤其是在结局指标选取上缺乏遵循国际公认疾病疗效评价标准的意识。研究实施方面可从盲法着手，降低偏倚风险，提高试验的证据质量。

参考文献

[1] 王天虹，更藏加，降拥四郎，等.医学人类学视野下的藏医药浴

疗法研究初探 [J]. 世界科学技术 – 中医药现代化，2016，18（2）:318–322.

[2] 宇妥·云丹贡布，马世林等译. 四部医典 [M]. 上海：上海科学技术出版社，1987.

[3] 包陶九. 藏药五味甘露浴治疗类风湿关节炎的实施效果观察 [J]. 健康必读，2018（8）:162.

[4] 孙山，付素心，李文志. 五味甘露药浴洗剂治疗类风湿关节炎临床观察 [J]. 中国医学创新，2015，12（25）:100–102.

[5] 夏吾杨本. 藏药浴综合治疗类风湿关节炎临床研究 [J]. 中西医结合心血管病电子杂志，2017，5（15）:65，68.

[6] 朱仁杰. 藏药浴治疗类风湿关节炎 30 例临床观察 [J]. 中国民族民间医药，2015，24（19）:2–3.

[7] 包陶九. 类风湿性关节炎经藏药五味甘露浴治疗效果探究 [J]. 现代养生，2019（12）:2.

[8] 东知项杰，俄措卓玛. 藏药浴治疗类风湿关节炎 48 例 [J]. 中国中医药现代远程教育，2014，12（15）:44.

[9] 刘维，边巴次仁，王慧，等. 五味甘露药浴颗粒治疗类风湿关节炎临床研究 [J]. 海峡两岸中医药发展大会，2009:328–330.

[10] 罗西. 藏药治疗风湿类风湿关节炎效果分析 [J]. 世界最新医学信息文摘，2018，18（85）:139.

[11] 刘维，高春鹤，薛斌，等. 五味甘露药浴颗粒治疗类风湿关节炎临床研究 [J]. 中华全科医学，2012，10（6）:855–856.

[12] 黄福开，刘英华. 藏药浴"五味甘露方"源流考 [J]. 中国藏学，2002，60（4）:129–138.

[13] 傲见多杰，彭措吉. 藏医五味甘露汤治疗 48 例银屑病疗效观察 [J]. 中国民族医药杂志，2013，8:1–2.

[14] 吴朝庆，史爱萍，王存堂. 双醋瑞因联合藏药浴治疗骨关节炎

临床观察 [J]. 甘肃科技，2016，32（24）:103-105.

[15] 吴存花. 藏药浴联合针灸治疗类风湿关节炎 96 例临床观察 [J]. 按摩与康复医学, 2011, 02（06）:197.

[16] 俞汝龙，崔芝忠，阿维天. 藏医药浴疗法治疗类风湿关节炎 131 例疗效分析 [J]. 中西医结合杂志，1989（1）:36-37.

第六章 藏医药浴设备研究

藏医学将各种治疗疾病的方法总结为"药械食行"四种，其中的"械"是对所有外治疗法的总称，强调借助各类工具完成对人体的干预和治疗，突显了藏医药对设备和工具的重视。藏医药浴疗法从分类上属于"械"的范畴，并在长期发展中还创制和应用了多种操作工具，逐步形成了一批藏医药浴特色设备和器具。近年来在藏医临床服务的驱动下，还相继研发形成了一批新型设备，为藏医药浴疗法的创新发展提供了支撑。

第一节 藏医药浴设备应用进展

随着藏医药浴服务范围的日益拓展，藏医药浴专科正成为各地藏医医疗机构的重点科室，因而药浴设备配置也成为科室能力建设的关键环节。这些药浴专科在选用设备时，除采用传统木质浴桶外，陶瓷浴缸、不锈钢浴缸也多有应用，还有一些藏医院引进应用了中医药浴设备。此外还有部分藏医临床和科研机构开展了不同程度的创新性探索，如采用大锅煎煮和管道输送相结合的药浴装备，以及基于电加热技术的药液制备和水温调节装置等。一些研发机构还根据藏医药浴特殊工艺研发了药浴专用设备，这些新的进展和趋势为藏医药浴的现代化发展提供了新的支撑。

一、概念与分类

藏医药浴设备是一个发展的概念，在不同的历史时期呈现的形态差异很大。依据藏医古代文献，传统上的全身浸浴和熏蒸往往选用家用木桶、铁锅等容器，而局部浸浴则采用各类材质的水盆。在各地藏医院建设初期，还曾广泛自行搭建各类浴池，在浴池被逐步淘汰后，杉木、柏木等材质的木桶才渐渐普及。近年来，具有自动温控功能的现代新型设备在藏医药浴领域崭露头角，并在部分医院开始推广应用，成为藏医药浴设备发展的新趋势。

综合藏医药浴设备的历史和现状，广义的藏医药浴设备是对药浴各环节所需设备的总称，既包括装置和仪器，也包括多种设备集成的系统化装备；但狭义的藏医药浴设备仅指以临床经验为基础，选用、研发的器具和医疗设备。根据藏医药浴临床应用实际情况，藏医药浴设备可以做如下三种分类：

（一）依据传承特征

藏医药浴设备可以分为传统设备和现代设备。传统设备一般因地制宜，本着方便使用的原则直接取自生活设施，古代藏医文献中所载煮药大锅、熏蒸木板、坐浴木盆等都属于传统设备；现代设备是结合藏医药浴的应用需求新研发的设备装置，也可以是来自中医药或食品发酵领域的相关设备。

（二）依据药浴流程

藏医药浴包括药液制备、临床浸浴、浴后护理等三个主要环节，每个环节对设备都有专门的需求，药液制备中需要的发醉锅、加热炉，浸浴过程需要各类材质的浴缸，护理环节需要的发汗装置等，这些设备或装置在传统上尽管存在差异，但功能大致相同，而当前层出不穷的现代设备也旨在实现对传统功能的延伸和提升。

（三）根据结构特征

参照医疗器械是否需要外界能源供给为标准，藏医药浴设备也可以分为有源设备和无源设备两类。有源设备需要依靠电能或其他能源实现设备功能，如各类电加热的熏蒸仪；无源设备不需要驱动源，但需要依托人体或者重力产生的能量发挥其功能，如木质浴桶。

二、应用进展

（一）藏医药浴器具

藏医药浴所用器具主要包括各类浴桶和浴缸、煎药药锅、各种调配药液的容器等，其中完成浸浴的各类浴桶和浴缸最为常用。根据材质，藏医药浴所用浴桶常见有四类，且各有优势和不足。

1. 木质浴桶

藏医药浴常用的木质浴桶一般为杉木和香柏木，并以香柏木为首选。香柏木木材微黄，可发出淡淡的香味，耐腐性极强，因此常用于浴桶的制作。尤其是香柏木有天然香味可以入药，具有安神抑菌等功效，在与藏药浴的药液结合以后，具有增强药液疗效的作用。同时还因为香柏木木桶性价比高，因此成为各地藏医院药浴科的首选器具。

2. 陶瓷浴缸

由陶瓷瓷土烧制而成，外观釉面清洁度高，观赏性好，耐使用。但陶瓷浴缸也存在一些不足，如初次与人体接触较为冰冷，在浸湿条件下人踩上去易滑倒，材质韧性差，刚性强，忌碰撞，长期与药液接触后易被染色，影响外观。

3. 铸铁浴缸

采用铸铁制造，表面覆搪瓷，浴缸壁厚，保温性能好，但材质缺乏"亲和力"，尤其是表面若无搪瓷处理，则更难以被患者接受。此外由于分量重，为安装运输增加了难度，价格也较陶瓷和亚克力浴缸更高，因此不是藏医药浴疗法的首选。

4. 亚克力浴缸

亚克力又称 PMMA 或有机玻璃，化学名称为聚甲基丙烯酸甲酯，是一种开发较早的重要可塑性高分子材料，具有较好的透明性、化学稳定性、易加工等特点。采用亚克力材料制作的浴缸保温性能好，表面柔软且温度适中，具有天然的"亲和力"，易被患者接受，但仍存在易被药液染色、容易使者滑倒等不足。

（二）中药熏蒸设备

随着中药药浴熏蒸设备的兴起和推广，很多藏医院也主动加以引进开展藏医药浴疗法，尤以熏蒸设备为主，包括全身熏蒸仪和局部熏蒸仪两类。这两类熏蒸仪的共性结构都包括药锅、加热装置、熏蒸气雾化室和熏蒸空间等。药锅加药加水可以自动或手动实现，水位可动态显示，有些产品可实现自动水位控制；加热装置多采用电磁加热或电加热方式，电脑控制加热系统，温度可以自动设置和调节；分体管道供热，供热集中、温度均匀；熏蒸温度可根据患者的耐热程度自行调节，电脑智能化自动计时控制熏蒸时间，可实现超温报警、断电保护电路等功能。目前各地藏医院采用的中药熏蒸设备常见中药熏蒸床和太空舱熏蒸两种类型。

1. 中药熏蒸床

熏蒸床主要由皮革、海绵、钢架等材料构成,有的配有直煮型中药熏蒸机,可对人体颈、肩、背、腰、髋、膝、踝等多个部位进行熏蒸治疗。主要结构包括药锅、电热装置、熏蒸气雾化室和透气床板,通过控制时间、压力、流量、温度、加热功率完成熏蒸过程。颈部一般设有弧形的颈椎专用熏蒸枕,根据人体工学原理及气流原理,上面设计凹槽,凹槽内设下凹的中药熏蒸孔,确保熏蒸颈椎时不压熏蒸孔。部分熏蒸机可分温区独立控制调节温度,各温区可独立使用,亦可同时使用,以便根据不同部位对温度耐受度的差别,实现多部位局部熏蒸的不同需求。加罩的熏蒸仪可做露头式全身熏蒸、半罩式下肢熏蒸,以增强下肢膝部及踝部的熏蒸效果。

2. 太空舱熏蒸

分为坐式和卧式两种,亦有单人型和双人型,全身可进行封闭式熏蒸。主要包括药锅、电热装置、蒸气雾化室和熏蒸舱。药锅设有加药装置,温度可以根据经验设定,一般 60 ～ 99℃为煎药温度。雾化气的温度和流量可通过控制电路和调节元件进行调节。屏幕可显示温度、时间、水位,可通过软件设定熏蒸程序,动态检测温度、时间及水位。熏蒸舱内设有熏蒸椅,可自动调节角度,病人可取坐位、半坐位或仰卧位。舱式熏蒸治疗仪器可同时进行药浴和熏蒸汽疗。封闭式的熏蒸环境更能提高疗效。背部、中部、底部均设计有送汽系统,确保温度适宜。

（三）专用创新设备

近年来，各地藏医院和一些科研机构围绕藏医药浴疗法的临床需求，相继研发报道了部分新型药浴设备，部分还研发出样机在临床上使用，其中以青海湟中县报道的"藏医药浴电热控制装置"为最早，中国医学科学院中医工程团队研发的"智能化藏医药浴熏蒸仪""智能化藏医药浴发酵装置"等成果在技术集成方面则具有代表性。

青海湟中县报道的"藏医药浴电热控制装置"，采用电加热控制和配电系统实现对药液的电加热控制，单锅药液容量可达 120kg。当电路接通时，在控制台有信号指示，按下启动按钮使浴锅开始加热，当药锅温度达到沸点后，电路中设有转换开关，能对加热或保温实施控制，浴盆中设有温度表，能对药液温度进行显示。

吕恒勇等报道了另一种新型藏医药浴熏蒸装置，其主要工作流程为：外接自来水经过速热器（温度可以调节）进入储水箱，与提前单独煎好的药液进行混合（也可预留 1/3 进入蒸汽锅），并进行自动调温（储水箱有加热模块）。当储水箱温控达到设定值时，打开出水电磁阀，启动循环水泵，泵出温水进入浴缸（水管末端设有温度监测，可在控制面板显示温度）。低于中水位时速热器开启加热入水模式，水泵一直保持开启状态，直至合适水位，入水电磁阀关闭，停止入水。开启循环加热模式，浴缸出水口打开，循环加热可以调温，设定药浴时间，当达到设定时间，循环停止，报警提示。药浴结束，所有动作停止，所有监控不再读取数据，取下入水管，关闭放水手动阀门，取下回水管，将浴缸水放掉。准备出汽管接入浴缸，启动熏蒸模式（图 6-1）。

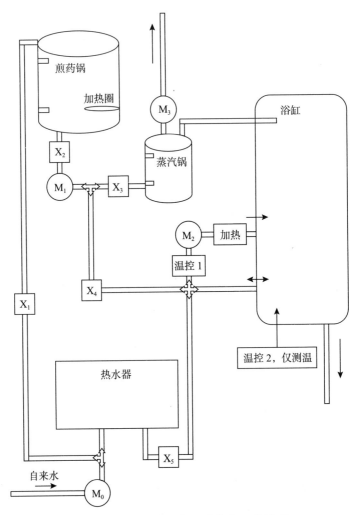

图 6-1　新型藏医药浴熏蒸仪工作流程

三、创新方向

　　根据对各地藏医医疗机构的调研，目前各地选用的藏医药浴设备，仍以不同材质的浴缸为主，现代设备也普遍以中药熏蒸设备为主，针对藏药浴特色技术开发的新型设备尚未实现批量化生产和推广，藏医药浴专用设备的开发任务还十分紧迫，有待遵循以下原则开展创新性研究和开发。

（一）特色原则

药液制备、临床流程管理均为藏医药浴的特色技术，但目前普遍采用的中医熏蒸设备根本无法实现这些技术要求。为此在藏医药浴设备研发中应首先突出藏医的技术特色，重点结合藏医药浴临床需求并加以实现。如新型药液制备装置、水温控制系统、发汗装置等，此外设备外观还应充分体现藏医药文化元素。

（二）安全原则

安全原则主要贯穿于电气安全、操作安全、施治安全三个方面。在电气方面，应采用高性能绝缘材料辅以自动漏电保护和自动报警装置，有效避免漏电等事故发生；在操作安全方面，宜通过电脑控制、自动恒温、自动定时、数字显示、温度反馈等技术确保操作过程的简便与安全；在施治安全方面，针对体弱、年老、肢体残疾、瘫痪病人等行动不便的人群，应通过各种人体工程学设计使施治过程更加方便、安全和快捷，防范各种事故发生。

（三）效率原则

根据效率原则，设备要在提高投资收益、提高治疗效率、提高临床疗效三个方面取得成效。在投资收益方面，目前各地藏医院所开展的药浴和熏蒸项目，是由药浴浴桶和熏蒸床两种设备承担，若能将多种设备功能实现一体化，可以有效降低临床科室投入成本；在治疗效率方面，由于采用自动煎药、自动控制等技术，可以帮助医生同时管理多台设备，对多个病人实现同步治疗和监护，能达到节约治疗时间、提高工作效率的目的；在提高临床疗效方面，可采用节水设计在合理的范围内增加药液浓度，并根据患者个体差异调整治疗时间，增强治疗的针对性，为提高药浴疗效提供新的技术支持。

（四）环保原则

依据环保原则，首先应在降低传统用水量上开展创新，其入手点是浸浴空间的设计，应力求基于人体工程原理减小用水的空间，在确保适应人体结构的条件下完成节水设计。如采用煎药技术制备药液，二煎方法可以明显提高煎出率，也可以达到降低药材使用量的目的。有报道认为，一次煎煮的煎出率大约为30%，两次煎煮合并煎出率可得70%～80%，比单次煎煮平均提高40%以上。而高温高压条件下两煎煎出率则比砂锅两煎煎出率提高至111.1%～137.5%。如能综合采用这些方法和技术，可以收到明显的省水、省药以及附带的省电节能、降低成本的效果。

第二节　藏医药浴设备研发方向与重点

藏医药浴设备是以藏医药浴关键技术和临床经验为指导，采用生物医学工程方法，依据药液制备、浸浴熏蒸、临床实施等环节的技术参数开展工程化研发，所形成的医用器具、材料和设备，包括所需软件。这一研发过程主要包括临床调研、参数采集、方案设计、样机研发等环节，重点包括药液制备、浸浴设备、熏蒸设备等主要模块。其设备形式既可依托单一模块形成专用产品，也可以基于多模块形成功能多样、集成化程度高的大型设备。

一、研发路径

藏医药浴专用设备没有成熟的产品形态可以参照和仿制，因此必须认真开展医理研究，通过扎实的基础研究和调研，以源头创新带动工程创新。这一创新路径可归纳为以下5个关键环节：

（一）文献研究

文献研究包括对《四部医典》药浴相关文献、历代藏医经典药浴相关文献的梳理和总结，通过古代文献研究，明确藏医药浴的处方形成源流和构成，发现古代药浴的技术重点，进一步确立当今藏医药浴的创新根本；对藏医药浴现代文献研究以及古今文献比较，可以深入总结藏医药浴的发展瓶颈与技术短板，进而凝练藏医药浴设备的研发方向和重点。

（二）临床调研

访问各藏族居住区有代表性的藏医医疗机构，对藏医医疗机构的药浴专科开展临床调研，充分征集各地藏医专家的药浴经验，比较和凝练各地藏医院藏药浴的技术要领，包括药液制备方法、药水配比方案、药浴流程要求、患者需求、药浴护理等技术细节，并对药浴流程中遇到的问题、亟待解决的技术瓶颈加以总结，为后续研发提供依据。

（三）技术参数采集

结合文献研究和临床调研，进一步采用物理测量、实验研究等方法，对药液制备、水温控制、浸浴熏蒸等环节的各类技术参数进行采集和确定，重点包括用药量、空间、温度、时间、液位等参数，并反复征求藏药浴临床专家意见，确定合理的参数区间和范围，为工程化实现提供依据。

（四）工程化设计

根据藏药浴临床要求，采用生物医学工程的成熟技术与方法，对拟研发药浴设备的工作原理、空间结构、运动方式、能量传递方式、药液加热方式、蒸汽发生方式、温度控制方式、密封润滑方法、清洗技术重要技术模块等进行设计、分析和计算，并将其转化为具体方案作为工程实现的依据（图6-2）。

（五）样机制作和优化

依据工程化方案与图纸，对各模块的机械组件开展定制和加工，并对控制系统进行研发，通过组装和调试，反复优化拟实现的各种功能，最终完成藏医药浴专用设备样机的研发。需要强调的是，设备研发是一个反复优化和升级的过程，需反复结合临床测试与应用反馈，不断对其方案和控制程序进行调整优化。

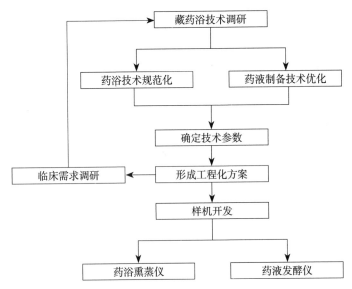

图6-2 藏医药浴设备研究路径

二、研发重点

在藏医药浴的所有专用设备研发需求中，药浴熏蒸专用设备相比药液制备等其他设备而言，需求最为强烈，应用场景也最为广泛，普遍适用于医疗、康复、家庭及其他养生养老机构，因此药浴熏蒸设备应为藏医药浴各类专用设备的研发重点，其主要模块包括6种。

（一）药浴熏蒸舱

药浴熏蒸舱是容纳药水和药汽的基本空间，也是对患者开展浸浴和熏蒸治疗的关键性结构。其内部结构应可根据人体形态特征进行调节，外壁材料要求洁净、美观、耐磨、不易退色、舒适节水，兼顾卫生、保温、耐用等特点，综合比较而言，亚克力材料应为熏蒸仓的常用材料。结合患者浸浴姿势特点，在躯干部空间应设有一定倾角的支撑面，并依据180cm身高患者的人体基本参数，完成浸浴内部空间的结构设计。

（二）药液制备与水循环加热模块

药液制备工艺是藏医药浴的关键技术之一，如何依据传统工艺完成药液制取，也是系统设计中的重要问题，也是该仪器创新研发的关键。基本结构包括药液排出管路、药液入舱控制电磁阀、药液入舱管路、液位开关、电加热模块、药液泵等。所制备药液可通过循环管路完成循环保温，并由动力装置提供支持，实现药液的保温功能和微加热调节。

（三）药汽发生模块与温度控制模块

药汽发生模块与温度控制模块包括药汽锅、药汽锅液位开关、药汽排出管路、药汽加热模块、蒸汽管路、蒸汽速度控制电磁阀等结构。待蒸汽发生程序启动后，药汽锅通过加热至预定温度产生蒸汽，并通过蒸汽管路输送至熏蒸舱。药汽锅液位开关和蒸汽速度控制电磁阀等对液位和蒸汽温度进行监测，并通过控制软件对液位和温度进行反馈调节。浸浴空间中也可装备有温度感应装置，对药水浴和药汽浴的温度进行实时监控，报警临界值可根据治疗要求进行调节。

（四）抬升转移模块

针对残障患者入水不便的问题，还可以专门设计患者抬升转移系统，包括升降装置、底座和脚轮等结构。通过该模块，可协助病人完成从病床向药浴设备内部的转运移动，并根据药浴实施进度要求，下沉入水浸浴或上升熏蒸。

（五）省水模块

药水浴所用木桶、陶瓷浴盆、亚克力浴舱等设备均未见省水设施，由此导致用水量难以调节，肥胖患者和瘦小患者的药水用量差异很大，如果不能进行个性化调节，将会造成药水量与患者匹配不合理的现象。专门的省水装置可以根据人体身高、胖瘦等参数，适当调整浸浴空间，达到省水省药节能的作用。此模块包括可通过多形态的伸缩机构完成，利用结构变化自动调整控制用水量和药液使用量。

（六）控制系统

控制系统包括触屏显示模块、药汽管路控制驱动模块、煎药系统驱动隔离模块和基于微处理器系统的系统控制模块，实现对药液制备系统、水动力系统、水温控制等工作单元的集中控制。其中药汽管路控制驱动模块实现对药汽管路和药液管路中阀门的智能控制，使相应的阀门随着舱体内温度变化打开或关闭，以达到保温的效果；煎药系统驱动隔离模块实现对电加热模块的控制，并实时监控其工作状态。医生可通过触屏显示模块进行选择和设置。其工作流程如图 6-3、图 6-4。

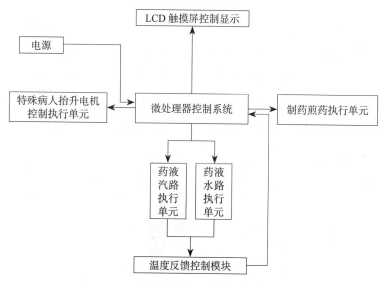

图 6-3　藏医药浴熏蒸仪硬件工作流程

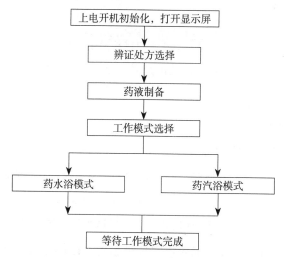

图 6-4　藏医药浴熏蒸仪控制流程

三、智能化藏医药浴熏蒸设备研发示例

中国医学科学院中医工程研究中心通过多个专利，报道了一种新型藏医药浴熏蒸设备（图6-5），可进行全身、半身或局部浸浴，或对药液加热煮沸后熏蒸患者全身或局部，适用于家庭、医院及其他医疗康复场所，具有藏医特色突出、多功能集成、智能化程度高等特点，可作为该领域的研究范例。

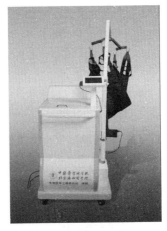

图6-5　藏药浴熏蒸治疗仪（外观）

（一）结构和功能

1. 主要结构

该仪器成果主体为移动台车，移动台车上有加药窗、操作触屏、旋转起吊装置、脚轮、可折叠药浴舱，设备使用结束后，旋转起吊装置可收起。具有自动化程度高、方便移动、功能完备等特点，可快速热水、药水可循环加热、具有多种模式调节，且旋转起吊装置可将残障患者直接从轮椅移动至浴舱（图6-6、图6-7、图6-8）。

2. 使用性能

入水智能速热模块可快速热水，煎药装置可对药物进行高温煎煮，药水循环加热模块可维持浴舱内恒温，药汽发生装置可将药液转化为药汽进行熏蒸，病人移动装置最大起吊重量为160kg。

3. 安全性能

该仪器具备漏电保护功能和温度检测功能，如有漏电、温度过高等现象，可自动断电，保障使用安全。起吊装置有掉电自锁功能。

4. 使用环境

①电源。电压：交流220V；电流：25A；最大功率：4000W。②温度要求：环境温度不低于0℃，不高于75℃。供热水温度不超过45℃。

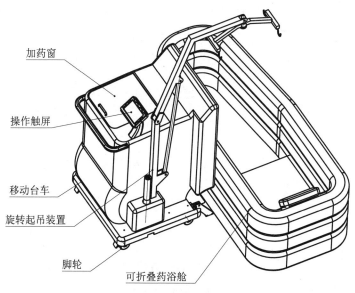

图 6-6　总体结构图

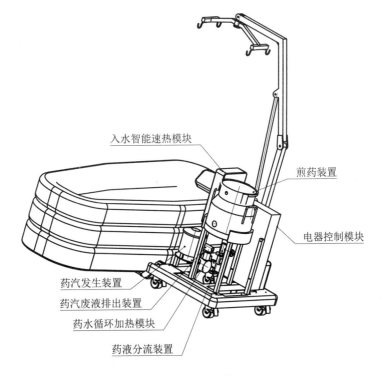

入水智能速热模块

煎药装置

电器控制模块

药汽发生装置

药汽废液排出装置

药水循环加热模块

药液分流装置

图 6-7　内部结构图

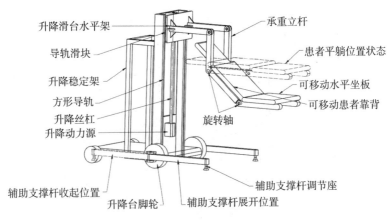

升降滑台水平架

导轨滑块

升降稳定架

方形导轨

升降丝杠

升降动力源

承重立杆

患者平躺位置状态

可移动水平坐板

可移动患者靠背

旋转轴

辅助支撑杆收起位置

升降台脚轮

辅助支撑杆展开位置

辅助支撑杆调节座

图 6-8　患者移动平台

（二）工作流程

该设备成果开发有专用控制程序，可对 4 种药浴工作模式和 1 种设备清洗模式进行管理和控制。其中，4 种药浴工作模式中的热水指对浴舱注入普通热水，药浴特指药水浸浴，药汽浴指药汽熏蒸，药水药汽指先浸浴、再熏蒸的混合工作模式。每一种工作模式都形成了规范的操作流程（图 6-9、图 6-10、图 6-11）。

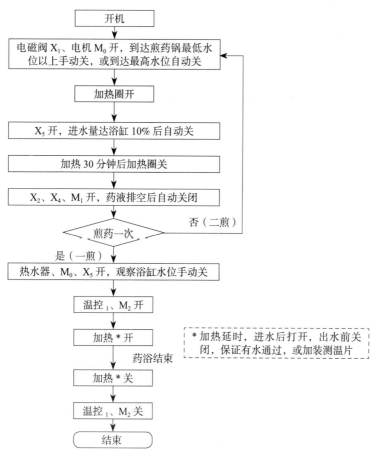

图 6-9 药水浴流程

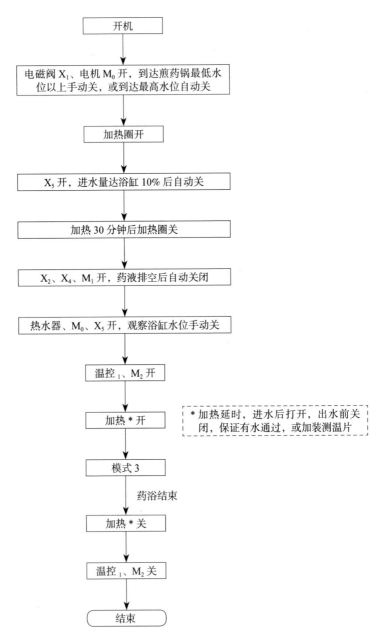

图 6-10　药水浴 + 药汽浴流程

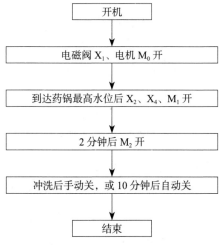

图 6-11　设备清洗流程

依据程序界面，设备的工作流程包括以下 2 个主要环节：

1. 启动系统

连接电源后，打开仪器左侧开关，启动系统，出现欢迎界面，点击"进入"，出现主菜单界面（图 6-12）：

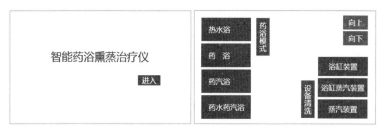

图 6-12　启动设备系统

2. 设置工作模式

（1）热水浴模式：点击"热水浴"按钮，进入热水浴界面，点击"热水器"按钮，开始浴舱内供水；点击"浴缸加热"按钮，可自行设定温度，进入浴舱恒温模式（图 6-13）。

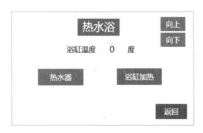

图 6-13　热水浴模式

（2）药浴模式：在主菜单界面点击"药浴"按钮，进入药浴界面；加入药物后，点击"药煎锅加水"按钮，水注满后点击"下一步"；点击"药煎锅加热"按钮，开始自动煎药；点击"继续煎药"按钮，可再次加水，进行第二次煎药；点击"下一步"按钮，进入温度调整模式；点击"热水器"按钮，开始浴舱内供水；点击"浴缸加热"按钮，可自行设定温度，进入浴舱恒温模式（图 6-14）。

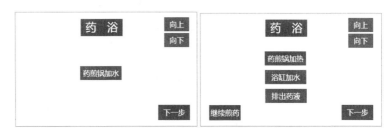

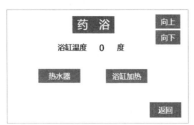

图 6-14　药浴模式

（3）药汽浴模式：在主菜单界面点击"药汽浴"按钮，进入药汽浴界面，点击"药煎锅加水"按钮，水注满后点击"药煎锅加热"按钮，可自行调整加热时间，点击"药液至蒸汽锅"按钮，达到一定水位后，点击"蒸汽发生"按钮，开始药汽浴（图6-15）。

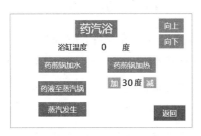

图 6-15　药汽浴模式

（4）药水药汽浴模式：在主菜单界面点击"药水药汽浴"按钮，进入药水药汽浴界面；点击"药煎锅加水"按钮，水注满后点击"下一步"；点击"煎药锅加热"按钮，开始煎药；点击"浴缸加水"按钮，开始向浴舱内注水；煎煮完毕后，点击"排出药液"按钮，点击"下一步"；点击"热水器"按钮，进入浴舱恒温模式（图6-16）。

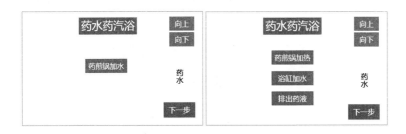

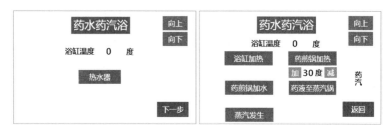

图 6-16　药水药汽浴模式

（5）设备清洗模式：在主菜单界面点击"浴缸清洗"按钮，进入浴缸清洗界面；点击"清洗"按钮，开始自动注水清洗浴舱；在主菜单界面点击"蒸汽装置清洗"按钮，进入蒸汽装置清洗界面，点击"清洗"按钮，开始自动注水清洗蒸汽装置；在主菜单界面点击"浴缸药锅清洗"按钮，进入浴缸药锅清洗界面，点击"清洗"按钮，开始自动注水清洗药锅、浴舱（图 6-17）。

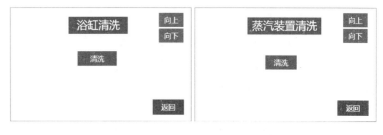

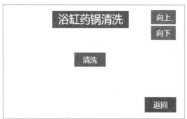

图 6-17　设备清洗模式

（三）注意事项

1. 在使用仪器前，检查所有电缆线是否正确而完整地连接；接通电源，检查仪器是否正常工作，煎药系统必须加水后启动，切记仪器煎药系统必须加水后使用，不可干烧。

2. 仪器使用时，须持续监视整个仪器工作状态，避免出现异常，同时更应高度关注病人是否出现不适症状。一旦发现仪器或病人出现问题时，为保证病人安全，必须停止仪器工作，并采取适当的措施；叮嘱病人避免接触浴缸以外的其他仪器部件。

3. 仪器使用结束之后，注意切断电源，根据规定的操作顺序，将折叠浴舱、起吊装置等返回到使用前的位置。

4. 务必将设备清洗后储藏，保持仪器内部干燥清洁，确保下次使用时不发生任何障碍；不要将仪器存放在高温、高湿、阳光暴晒、多灰尘、通风不良和含硫黄腐蚀等不良环境，温度 –40 ～ 55℃，湿度 ≤ 95%；运输过程和存放地点切忌导致仪器受震动或冲击，勿倒置存放。

第三节　藏医药浴药液发酵设备研究示例

传统藏药浴的药液制备以发酵技术为特色，需要人工多次完成，一般需时 2 ～ 3 天，具有制备周期长、操作环节多、流程复杂、质量不稳定、劳动强度大等问题，成为传统藏药浴推广的瓶颈因素。因此各种简化的药液制备方法应运而生，直接导致了藏药浴传统制备工艺的摒弃，成为影响藏药浴疗效的重要因素。中国医学科学院中医工程研究中心针对这一应用瓶颈，研发报道了智能化藏医药浴药液制备装置，填补了该领域的研究空白。

一、研发依据

藏药浴药液发酵的核心工艺，是将五种主药加入青稞和一定比例酒曲，在混合煎煮后通过一系列发酵过程提取所需药液，再按比例加入适宜温度的热水完成药水准备，涉及浸泡、配药、煎煮、发酵、加水等多个环节。当前藏药浴发酵所使用的装置仅限于电炉、煮锅、各规格面盆等炊事用具，未见任何对发酵全流程实施自动化和智能化管理的研发设计。

因此，藏药浴药液发酵过程的自动化和智能化，已成为发扬藏药浴传统特色、保持和提高临床疗效的紧迫需求。该仪器可实现藏药浴药液的自动浸泡、煎煮、发酵过程，具有发酵制备法和乙醇辅剂制备法两种工作模式，并具有自动和手动冲洗功能。可用于"五味甘露"与青稞发酵，可一次性制备3人次药浴所需浴液，具有自动化程度高、方便移动、功能齐全等特点（图6-18、图6-19）。

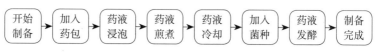

图6-18 发酵制备法工作流程

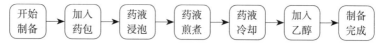

图6-19 乙醇辅剂制备法工作流程

二、结构与功能

（一）仪器结构

主要部分为移动台车，移动台车上有加药窗、操作触屏、内设控制部分、药液制备、药液收集 3 个主要功能单元。硬件模块包括煎药模块、煮药模块、温度控制模块、水位检测模块、控制模块（图 6-20）。

（二）仪器性能

①使用性能：可一次性制备 3 人份的药液，具有发酵制备法和乙醇辅剂制备法 2 种工作模式；②安全性能：该装置具备漏电保护功能和温度检测功能，如有漏电、温度过高等现象，可自动断电，保障使用安全。

（三）使用环境

①电源需求：电压：交流 220V；电流：10A；最大功率：1500W。②温度要求：环境温度不低于 0℃，不高于 75℃。

（四）存放要求

存放地点远离高温、高湿、阳光直射、多灰尘、通风不良和含硫黄腐蚀等不良环境。存放温度 -40 ～ 55℃，湿度 ≤ 95%；运输过程和存放地点切忌导致仪器受震动或冲击，勿倒置存放。

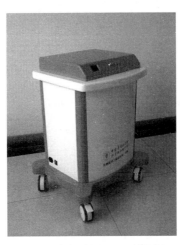

图 6-20　智能化藏药浴液发酵装置（外观）

三、工作流程

主界面有开始制备、模式设置、设备清洗 3 个基本功能。其中，点击"开始"设备自动开启药液制备（默认为发酵制备法），操作人员仅需根据指示进行药包放入、菌种加入和药液收取工作，其他工作设备自动完成；点击"设置"，可进行发酵制备和乙醇辅剂制备的模式选择；选择"冲洗"，设备会对制备仓进行冲洗。

（一）发酵制备模式

1. 药包放置界面

当在主界面点击"开始"后，系统进入药包放置界面，提示操作人员放入药包。药包放入后，点击"开始"，系统启动药剂浸泡程序。

2. 药液浸泡界面

当进入药液浸泡流程时，系统会向制备仓内注水，注水量自动控制，并以进度条作为提示；注水完成后，系统自动启动浸泡程序并切换至"正在浸泡"界面，系统会对制备仓加温，并保持最佳浸泡温度；浸泡过程中，界面上会显示当前流程剩余时间和制备仓的实时温度。

3. 药液煎煮界面

当药液浸泡完成后，系统自动启动煎药程序并切换至"正在煎药"界面；煎药过程中，界面上会显示当前流程剩余时间和制备仓的实时温度；煎药完成后，系统会自动启动风扇对制备仓进行冷却，直至到达发酵温度。

4. 药液发酵界面

当药液冷却至发酵温度，系统会自动切换到"浸泡完成"

界面，并以蜂鸣音提示操作人员加入菌种；加入菌种并选择"继续"后，系统启动发酵程序并切换至"正在发酵"界面；发酵过程中，系统会自动控制制备仓温度保持在最适温度，在界面上会显示当前流程剩余时间和制备仓的实时温度。

5. 发酵完成界面

当发酵过程结束后，系统会切换至"完成"界面，并以蜂鸣音提示操作人员连接管路并取药；系统会对制备仓内的药液取药（排药＋冲洗）3次，整个过程自动完成，并以进度条的方式显示。

6. 制备完成界面

当取药流程结束后，系统会切换至"药液制备完成"界面，操作者选择"结束"则系统回到主菜单；选择"冲洗"，设备会对制备仓进行冲洗；如10分钟内操作者不进行任何操作，系统会自动关机。

（二）乙醇辅剂制备模式

1. 设置界面

在主界面上选择"设置"则进入设置界面，选择"乙醇法"则切换至乙醇辅剂药液制备法。

2. 药包放置界面

当在"设置"界面选择乙醇法后，系统进入药包放置界面，提示操作人员放入药包。药包放入后，点击"开始"，系统启动药剂浸泡程序。

3. 药液浸泡界面

当进入药液浸泡流程时，系统会向制备仓内注水，注水量自动控制，并以进度条作为提示；注水完成后，系统自动启动浸泡程序并切换至"正在浸泡"界面，系统会对制备仓加温，并保持最佳浸泡温度；浸泡过程中，界面上会显示当前流程剩余时间和制备仓的实时温度。

4. 药液煎煮界面

当药液浸泡完成后，系统自动启动煎药程序并切换至"正在煎药"界面；煎药过程中，界面上会显示当前流程剩余时间和制备仓的实时温度；煎药完成后，系统会自动启动风扇对制备仓进行冷却，直至到达药液收取温度。

（三）清洗模式

1. 制备完成界面

冷却至收药温度后，系统会切换至"完成"界面，并以蜂鸣音提示操作人员连接管路并取药；系统会对制备仓内的药液取药（排药＋冲洗）3次，整个过程自动完成，并以进度条的方式显示。

2. 药液制备完成界面

当取药流程结束后，系统会切换至"药液制备完成"界面，操作者选择"结束"则系统回到主菜单；选择"冲洗"，设备会对制备仓进行冲洗；如10分钟内操作者不进行任何操作，系统会自动关机。

展　望

当前，藏医药事业正迎来蓬勃发展的新形势，藏医药浴也因被列入世界非遗名录而获得前所未有的发展机遇。藏医药浴设备研发应乘势而上，在藏医药创新与发展的大局中有所作为，成为推动藏医药现代化发展的新兴力量。

——以藏医药浴优势病种为中心，推动藏医药浴专科的内涵建设。中风后遗症、风湿类风湿、骨性关节疾病等均为藏医药浴的优势病种，因此设备研发也应针对这些病种开展个性化定制设计，重点要围绕这些病种所具有的肢体障碍和神经损伤开展人性化设计，帮助患者顺畅安全完成浸浴过程，为提高藏医药浴专科服务水平、强化藏医药浴服务特色提供新的支撑。

——以藏医临床服务为中心，提升藏医临床服务能力。依托设备实施的药浴过程，实现参数定量化、流程可控化等功能，可以使临床医生摆脱以往经验化的操作，而采用定量可控的新型设备对每个患者实施个性化强、标准化程度高的药浴治疗，可极大促进药浴临床科研的开展，为强化藏医药浴的临床优势提供依据。后续也可开发出适用于不同病种、不同年龄、不同职业的各种衍生设备，在其他专科、其他医疗机构、养生保健机构甚至是家庭中推广使用，使藏医药健康文化得到更加广泛的应用普及和弘扬。

——以藏医药浴设备研发为契机，促进藏药产业的进一步发展。藏医药浴的药水浴和药汽浴以五味甘露为基础方，针对不同病种进行加减。当藏医药浴设备得以广泛推广使用，不仅自身可以形成藏医药医疗设备的产业新业态，藏药浴所需药材也随之得到推广，进一步带动藏药浴专用藏药的研发与使用，为推动藏医药产业发展开辟新的途径。

参考文献

[1] 宇妥·元丹贡布. 四部医典 [M]. 北京：人民卫生出版社，1983.

[2] 铁生昌，南太加，藏医药浴电热控制装置的临床应用 [J]. 中国民族医药杂志，2001，7（1）：18-19.

[3] 李学林，孟菲.浅析影响汤剂煎煮质量的因素 [J].中医杂志，2006，47（6）:421-422.

[4] 李学林，孟菲.煎药次数及器具对煎药质量的影响 [J].中医杂志，2009，50（6）:550-552.

[5] 吕恒勇，李真，李迎新，等.新型藏医药浴设备研究与实现 [J].中医外治杂志，2016，25（1）:3-5.

附　录

1.《宇妥·云丹贡布传·寻找矿泉》选译

[本文由土登曲达、刘英华据觉吾·伦珠扎西著《宇妥·云丹贡布传》(藏文版) 第34章翻译]

从此后，大学者玉妥衮波师徒们，就在贡布曼隆 (药谷) 寺 (住下来)，晚上 (他) 因材施教，为僧徒弟子们讲法，白天专门为患者们治疗，把许多人从疾病的威胁中解救出来。

有一天傍晚，(忽然) 来了一位手持箭囊的红色的 (神) 人，(这人对玉妥) 说："玉妥巴，在此西南方向，有个叫作'介昌'的地方，如果在那里用 (连续) 六个月 (时间)，修炼'药甘露之法'的话 (定) 能得到大成果。"说完 (这人) 就不见了 (原注：可能是文殊菩萨的化身)。于是玉妥大师把弟子们遣回各自家乡，独自一个前往寻找 (甘露) 洞穴，(一直) 找了五个月零八天 (仍然) 没找到。(此时) 他身体又困又乏，就径自在路当中 (歪斜着) 躺倒，(这时) 来了一个全身黑色头顶上长着猪头的女子，她说："玉妥巴，这座山上有你修炼的洞窟，快去找吧！"说完就不见了。于是，玉妥大师 (起身又) 去找山洞，(但) 还是找不到。他在一块石板上坐下，心想我多生多世以来所祈求的神是三部怙主 (注：指密宗事部三怙主：佛部文殊、金刚部金刚手和莲花部观世音），如果向他们祈求的话一定能找到（那个）洞穴，（于是）他就（开始）这样祈求：

> 我前世以来修行的神（啊），
>
> 三部怙主佛和眷属们，
>
> 具慈悲者全都观照我，
>
> 为了利益后世的众生，
>
> 请帮助我找到甘露洞！

祈求完，再去寻找，在一处红色岩石上，有个洞穴，洞口朝向北方，太阳光照不到洞中，里面有水。他进入洞中，（开始）修药甘露法。（如此）六个月过去了，这一天，（洞中突然）发出了有如千万条巨龙吼叫（轰鸣）的"六字（大明咒）"的（震耳欲聋）的声音，洞穴中土石等飞溅、颤抖，玉妥大师正在想"这是怎么回事呢"，（就在这时）出现了一个全身白色，肩背药袋的瑜伽师，（两手拿着）长短两条念珠很快地拨动着（原文注：大悲观世音菩萨的化身），说道："玉妥巴，由于（你）所修行的力量，已获得成就，去安神开光吧！"玉妥心中想"不知（这）是佛来说预言，还是魔来做障碍"，（他）又进入岩洞中（继续修炼）。这天黄昏，来了一个骑着猴子的身体黑色的人，把玉妥大师囫囵生吞下去，玉妥立刻进到了一个美丽而悦意的天宫（须弥山），在天宫的中心（有一个）吠琉璃宝座，上面坐着一位像报身佛一样的药师佛，药师佛把手放在玉妥大师的头上，说道：

> 第二药师玉妥巴，
>
> 在三十三层天上，
>
> 你名叫丹巴多嘎（意译：最胜白顶珠）；

在佛教胜地印度，

名勋奴吉美扎巴（意译：无畏称童子）；

在汉地五台山上，

名为持木杖仙人（音译：苌松丘杏卡赞。可能是指汉族传
说中的老寿星）；

（在）尼泊尔圣地兴衮，

（名叫）第二佛陀龙树尊；

（在）藏地黑暗密林中，

名智者玉妥贡布。

一个人有许多名，

化身大士真稀有。

"介柴"（按：前文作介昌，而此下均作介柴）甘露岩洞中，

六月所修药之力，

隆、赤、培根（三过单独致病）各（有）十万（种），

二、兼（注：二过联合及三过联合所导致的）疾病一十万
（种），

（以上）共计七十万种病。

治病水药相应生，

药物差别（也有）七十万（种），

功效水药中成熟，

这位化身（注：指玉妥大师）真善士，

为利后世诸众生，

祝福水药常存世，

我的众生福气大，

拔除痼疾诸妙药，

化作石等佛曾说。

那甘露药的泉眼，
是最佳化身水药。
享用此药诸众生，
疾病与魔岂能侵，
后世生于清净刹。

（药师）佛说到这里，玉妥立刻醒过来，马上去寻找泉眼，在山脉之前（山脚下）有具备八功德的泉（注：八功德水，佛书所说具有一甘、二凉、三软、四轻、五清净、六不臭、七饮不损喉、八饮不伤腹等八种优良品质的水）眼一百零八口，为了后世众生的利益，玉妥做了令泉水常在的祝福（开光加持），他说道：

向伟大的医药王，
吠琉璃光佛顶礼！
在你的慈悲河水，
所生甘露泉水中，
种种不同的药物，
具七十万种功效，
定能除七十万种，
各自不同的疾病，
所以称为七十万。
就在这珍宝山脉，
玉妥·云丹贡布我，
以药修炼成熟力，
（所成）最殊胜的甘露药，
味、效、化味强大之，
七十万种功效生，

我闻佛说如是语，

所以叫做七十万，

此具八功德之水，

广大清澈凉暖适，

没有碱卤和秽垢，

味甘不泻愈诸病，

（它能使）风邪（证）不生、赤巴（病能消）除，

培根污秽从下清，

血赤之病（向上）涌可除，

三过聚合（病）皆能平，

培、隆（二过向）上（窜）扰可（通过）引吐（作用来消除），

寒隆黄水（病）饮（此水全都）能除，

扶持胃本生胃阳，

此是良药中之王。

说完此话，（宇妥）嘱咐地祇、龙魔等，然后，（在泉水旁）竖立了一块一人高的石碑，碑上镌刻了药泉志，随后祝愿道：

圆满（的）佛陀和十方菩萨（们），

出众的财宝真正圣者，

特别是我上师吠琉璃（光王药师佛），

至心祈请（您赐予）加持成（就我的）所愿！

由于诸圣加持的集聚，

所生药物精华聚（于）此泉（中），

愿所有众生都能享用，

他的一切痛苦都消除！

此具圆满功德的甘露，

哪怕是只饮用了一滴，

也能平衡内外的（四）大种，

心身安乐身体得健康！

淋洒水雾和闻到（它的）气味，

就在顷刻、刹那、一瞬间（按：指极短的时间），

（能）从非时死亡（按：可能指意外、疾病和夭折等非正常原因死亡）之敌（掌中）解脱，

消除黑暗病魔之聚集！

居家以及外出漫步行，

即使上路和心中观想，

生老病死波浪自然息，

愿能获得长生不老术！

耳所听闻心中思与念，

众生仅靠享用此水流，

今生安乐自在无病痛，

命终令生持金刚佛土！

因为进入所有世界中，

已成为甘露药之种类，

身体强壮且功力广大，

愿拔除众生的疾病苦！

任何世界中的众药物，

所有温凉调配（方法）都通晓，

行事慎重为病人着想，

愿满足众生患者愿望！

如所有世界中的病人，

依照医生看护者的话，

都从寒热病苦中解脱，

生生世世无病而安居！

所有护理患者们的人，

慈爱悲悯不厌弃病人，

爱语关切勤奋讲卫生，

病人欢喜疾病速痊愈！

所有患者所求诸妙欲，

不需费力心愿如雨降，

病人护理（者）愿望得满足，

身体健康财富也丰盛！

以我纯净的医术之力，

使我和无数无量（的）众生，

都一同修行大乘法位（注：旧译地道，指大乘菩萨修行的十地和五道），

但愿能够即身成佛果！

（玉妥）说完就再次回到洞中，一天夜里，出现了一个佩戴着骨饰的女子，说："玉妥大师，在此地的西南方，将来有阿梨绛白协年（注：意译妙吉祥善知识，是印度高僧名）的（一个）化身，名叫白·夏巴多吉（按：此指大修行者密勒日巴尊者）的（修行的）圣地，有个（地方）名为拉齐雪峰，您必须独自去那里开辟圣地，调伏土地，驻锡管理。"说完就不见了。此后，大师玉妥巴为了去开辟圣地，到了"查沃"，（此地）正南方有个湖泊，小山洼里有座镇子，稀稀落落的，只有个别的行人，（玉妥）逢人便打听（路），但（人们）全都说不知道。玉妥大师心中想"我没有办法找到，需要秉明上师药师佛，请求开示"，这样想后，玉妥开始启请，"请派一个向导（为我引路）"，（话音未落，出现了）一个像门巴女子一样的人。（女

子）说道："你就是学者玉妥衮波吗？"（玉妥回答说：）"是
我。"（这女子说）"药师佛派我来为你引路"，然后他与这女子
结伴而行，（女子）送他来到一处险峻、狭长的山谷，谷中充
满了杂草和物品，（女子）说"这就是圣地的门"，（话说完，
她）就不见了。于是，玉妥心中思忖"我呢没有打开此地之门
的办法，还得启请上师药师佛（帮助我）"，（这样）想过后，
（他就开始）启请。那个门巴女子（又）来了，女子说："你这
个只会号叫的白痴，（难道）要让药师佛给你喂饭吗？你有何
功德（三番五次地）求佛呢？"玉妥大师回答说：

> 上师药师佛所引领的，
> 主从（根本传承）和引导上师，
> 和本尊菩萨圣众，
> 常住我的顶门上，
> 利益众生做加持，
> 金刚亥母（的）真化身，
> 空行（母）门巴女请听（我说），
> 学者玉妥衮波我，
> 生生世世一切时，
> （对）那位天尊药师佛，
> 刹那也未曾忘怀，
> 启告皆从心底发，
> 启请之时又谒见，
> 加持成就（悉地）无爽失，
> 所以拥有大功德，
> 门巴女你明白吗？

（玉妥）说完，女子笑道："哈哈，（小女无知）刚才是玩

笑冒犯尊颜，请您原谅，这里是圣地之门，（由此可）跑进到
山谷中"，说完（又）不见了。此后，玉妥开始修炼药师的身
坛城，当他专心地向上师药师佛启请，去到山谷中时不怕野
兽，野兽不伤害。（有一天）玉妥在山谷中走，忽然出来两条
毒蛇，大的一条毒蛇像房梁一般（粗），小的一条像牛轭一般
（粗），两条蛇拦住了（玉妥的）路，（这时）从玉妥大师的左
臂上（生出）杰尊忿怒母（绰玛），大毒蛇看见忿怒母后，（吓
得）逃之夭夭了；又从玉妥大师的脑后生出狮面空行母，像前
面一样，小毒蛇也逃窜而去。然后，两位空行母也都（分别）
隐入玉妥的左臂和脑后。此后，两条毒蛇再也不见踪影。然
后，玉妥（继续）向上走，坐在一个高高耸立，直插青天的白
色岩石顶上。这下可惹恼了（当地的）妖精们，于是连续不断
地下了一个月的雪，所有地方都被雪覆盖了，（玉妥）开始修
炼拙火定，结果（在他周围）约有投出一块石头距离的范围
内，积雪融化，露出了黑色的泥土。随后，又过了二十多天，
玉妥大师心想：雪不能伤害我，但是怎么解决饮食呢？又想：
若向上师药师佛祈求，不仅能解决生活需求，而且今生能成
佛，所以应该做启请。（这样想后）他就诚心祈求，门巴女子
来了，女子说："真是奇迹，你还活着吗？谁把雪融化了？谁给
你饮食？"玉妥回答说："（我靠）修拙火定使雪融化，（我以）
向上师药师佛祷告当作饮食。"女子说："你是怎样祈祷的呢？"
玉妥回答：

> 从无缘空性之中，
> 守持慈悲为根本，
> 敬信持戒敷为垫，
> 骑跨"生起（观想）次第"驹，

佩挂"圆满（受聚）次第"饰，

生、圆双运能驾驭，

住于中道空性体。

（玉妥说完）女子说道："我们分工，或者在岩石上挖洞，或者挖泉水，由你选择。"玉妥说："你挖洞，我来挖泉水。"女子在岩石上挖掉泥土，现出了岩洞，（所以）把（这个）洞叫作"门巴女洞"，玉妥招请来水神，掘出泉水，所以把这泉称作"玉妥泉"。据说有缘、有福之人定能找到（这个）岩洞。在岩洞中玉妥大师驯服地祇，又为此圣地加持，收伏了妖精，在那里住了三个月。一天，来了五个美丽的女子，（对玉妥说）"各种药物，吃和用的各种财物，金银珠宝等会大量出现"。玉妥大师问道："你们是谁？"回答说："我们是医药五姐妹。"说完就不见了。

后来，玉妥大师（在离家）三年三个月后回到了自己的家乡。他的徒弟衮觉贝桑说："玉妥大师，三年三个月当中，您到哪儿去了？我们到处寻找都找不到。"玉妥大师把上述的经历原原本本地讲给（弟子们）听，然后（用诗歌概括）说：

具备五眼六通的药师佛前我顶礼！

虔诚、努力、智慧的衮觉贝桑听仔细：

在"介柴"甘露洞中，

六月所炼药之功，

生出了甘露药泉，

对七十万种不同（的），

疾病肯定都有效。

功效殊胜的药物，

有七十万种作用。

谓"七十万的药泉",

"介柴"岩洞的山脉,

出产七十万种药,

山脉前生出药泉,

谓十万前的药泉。

此后空行母预言,

与印度"金刚座"相同（的）,

未来成就（者）的圣地,

开辟"拉奇（雪峰）"的圣地,

（在那里）驯地驻锡三个月,

大成就后返故乡。

2.《苯教大藏经甘珠尔·四部医本》药浴译文节录

（本文由刘英华据阿雍本《四部医本》第二部《消除病痛的医药·白部》第二十四章《最佳药浴疗法部》原文翻译, 说明部分为译者所加）

《四部医本》（sman vbum bzhi）是一部古代藏医学经典, 与藏医《四部医典》在结构、内容、文字上都很相似。

关于此书的来源, 在藏学界存在很大争议。按照苯教的传统说法,《四部医本》（sman vbum bzhi）是苯教医学经典, 是苯教始祖辛饶弥沃切为其子长松杰布赤协等医师传授医学知识的记录, 因为是祖师的圣言, 所以现被收录在苯教大藏经《甘珠尔》（即圣言集）中。而藏医学者们则大都认为《四部医本》是据《四部医典》抄袭、模仿和改造而成的。笔者认为, 这些说法都缺乏确凿的证据, 都不能作为定论, 有待研究考证。即便按苯教的说法,《四部医本》是产生在象雄古国(今西藏阿里等地区,苯教的发源地),所以它实际上是象雄医学经典,又由于象雄医学被吐蕃医学吸纳,《四部医本》也就成了藏医学(广义的)经典。第二种说法过于武断,不能因为藏医《四部医典》流传得很广,数百年来一直是藏医必读的标准教材,而《四部医本》传播不广,学者寥寥,以及该书与藏医《四部医典》都很相似,就说它是抄袭《四部医典》。因为二者相似的原因有多种可能,要确立"其中一个是以另一个为蓝本编订的"这个结论之前,必须排除"二者同出一源"的因素,即二者是根据另一个本子抄写、改编的。即便已经排除了"同出一源"的可能性,至少还有两种可能,即二者中"甲据乙抄袭"和"乙据甲抄袭"。

笔者对《四部四本》(手抄本)和《四部医典》(新玉妥校订本,德格版)做了初步的文献学研究,初步印象是《四部医本》(抄本)的年代要早。其理由主要有以下两条:首先,《四部医本》的文字显得更古朴,异体字、古字多,其中有一些句子长短不一,而《四部医典》的文字严整、规范,基本上都是9个字一行的偈颂体。其次,《四部医典》的来源和作者存在很大的争议,说医圣玉妥编著《四部医典》缺乏确凿的根据,说从印度或汉地传入更是捕风捉影,因为古代印度和汉族中医根本没有关于此书的记载。比较公认的观点是,现存《四部医典》是在桑耶寺的空心柱中发现的古代秘本(即伏藏,作者不详),后经由新玉妥校订、修改、补充而成的。据藏族史书记载,伏藏师们发掘的伏藏中有大量的苯教典籍和医书,《四部医本》中的一些段落和文字很像是伏藏的特点。事实上,不管二者来源如何,从文献研究的角度来说,作为一种未经藏医学者整理加工的古抄本，《四部医本》对于藏医历史和文献研究，以及《四部医典》的研究都具有很高的价值。

《四部医典》有很多藏文版本，而且有很多注释，目前已经有三个完整的和两个节译的汉译本；《四部医本》仅存手抄本。据中国藏学研究中心图书馆土登曲达先生说，该馆收藏有两套《四部医本》（两种版本影印本），一个是古抄本，一个是经由已故苯教学者阿雍堪布整理，由四川民族研究所影印的，但该书的印量很少。另据才让太先生介绍，民族出版社即将出版土登彭措先生点校的《四部医本》藏文本。《四部医本》至今还没有汉译本，汉族学者对此书所知甚少。为了促进我国藏医学的研究，同时也为《中国藏药浴》和西藏医学史的研究和编写工作提供资料，在著名藏族历史学家陈庆英研究员、苯教和象雄研究专家才让太研究员等指导和鼓励下，笔者不揣鄙陋，拟依据阿雍本对《四部医本》进行全文翻译。现择其《浴疗》一章译文发表出来，求正于方家。

《四部医本》分为蓝、白、花、黑四部，其第二部首页标题为"消除病痛的医药·白部"（sdug bsngal zhi hyed gso hyavi sman vbum dkor），而在正文开始处称本部的标题"藏语做《治疗病痛的医药·白部》"（sdug bsngal gso bavi sman vbum dkar po），两处的名称略有差异。此外《白部》中第二十四章重复编号，依次为《最佳疗法浴部解说》（dpyad mchog lumgs kyi ste bstan pa）和《最佳疗法涂疗》（dpyad mchog byug pa）。显然《涂疗》一章序号排错了，应为第二十五章。由于本文是作为科研资料，力求为汉族研究者提供更全面的信息，方便引用，不是普及读物，所以采取直译方法，翻译的重点力求准确，并反映原文的风格、体裁，字数、句数保持原貌。译文中标出原抄本的页码行号，以便于藏学者核对出处。译文中方括弧内数字符号依次表示：页码、页面（正面A、反面B）、连接号、行数。圆括弧中的汉字是译者增加的字，是为了补足原文之意或使语气连贯。另外，因为很多学者没有此书的藏文本，所以译本中用拉丁文字母转写的藏文标出一些关键字词，方便汉藏学者对照研究。由于上述的译注原则，使文字略显生涩，望读者谅解。

译文：

[103A-4] 此后又当治（疗），

具学问的杰［5］布赤协请问道：

"啊！

伟大的济世医药之王，

请（您）再将浴疗部分（的）内容，

向我们诸［6］弟子做开示。"

这样问（过之）后，导师【按此指辛饶弥沃切祖师。】赐教说：

"杰布等全体执医业者，

第四［7］部分沐浴有三项：

即（第一项）浴疗适宜证（与）禁忌病证，

（第二项）正式进行时操作方法，

和（第三项）沐浴［103B-1］功效解说三者。

第一（项）：浴疗（适）宜、不（适）宜证二（种）。

（第一种）适宜（病证为）肢体残疾（zha）和蜷缩（vkum pa），

新［2］旧（创）伤、瘰疬（vbras）、疔毒（lhog）、肿胀（sgrang pa），

发烧、驼背（rkrar po）、肌骨黄水浮（gyo），

对由（于）隆（rlung，风、气）所致（病）证都适用；

（第二种）不宜（病证）者（有）腹泻、疫疠［3］、热盛，

浮肿（skya rbab）、羸弱（nyams chung）、食欲不振（禁）忌（spang），

（禁忌的部位包括）要害处（lus gnas）、眼、颧颊（mkrar ba）和睾丸，

心口、肚脐（sto bavi gnas）之上不可浴。

［4］第二（项）：实际（dngos gzhi）的操作方法（lag du bya thabs），

有水浴和缚浴这二种。

第一（种）水浴是这样的，

水浴通常（spyi thun）［5］做法在水井（chu nyal）【此处应指温泉出口处的水池。】

对炎症（vgrams）、虚劳热病起伏（vkrugs tshad rnying byad zhing zhen pa），

脉衰（rtsa rgan）、脉病（rtsa nad）、旧伤（或旧疮）、瘰疬（有）效，

身体僵蜷、肌消［6］、驼背（都可以治）疗。

不具温泉时（chu tshan ma vbrub na）用蒸汽浴（rlangs kyi lums），

做法同前避风（rlung thub，温室）、热水（chu tshan）缚（bcing pa）（浴）。（用）五种甘露和人骨锈［7］的热水（chu

195

tshan）煮（brdabs pa）的蒸汽沐浴后，

（能）消除风热夹杂隆病痛。

（上述方药）配合青蒿（mkan pa）、精碱（bul tog）、酒曲（phabs）的［104A-1］水浴（治）疗旧伤（疮）、肿胀、（肢）僵残。

第二（种）缚浴当中（也）有二（类）：

用寒浴治热（病）［2］，热浴疗寒（证）。

第一（类），治热病的寒冷浴，

对头裂（mgo chag，头骨裂）、脉管破（rtsa kha bye，出血）用谷（类药物）浴，配狗舌（khyi lce）、犏（牛）粪（mdzo lci）、酪（治疗）脉［3］肿（rtsa skrangs）缚（sdom）；

各种花（药）浴能制（服）（vdul，驯）脉溃病（rtsa byer）；

对诸传脉病（rtsa vgrams）、肿胀蔓延（skrangs pa vbyams pa），

狼毒（草）（re lcag）、（青）蒿根（mkhan rtsa）、羌（活）根（spru ma）、［4］藏麻黄，

甘松（spang spos）（在）尿中煮（汤）浴疗有效；

白脉（即指神经）断伤（snad）、中风（gzav log）、传肾脉；

五甘露（bdud rtsi lnga）、獐粪（gla ril）［5］全（tshang 齐全）煮（水，放凉后）绑缚（bstam）；

旧热蔓延（byer ba）（用）"灿"（mtshan【此指景天属植物"大福指甲"。】）和（大株红）景天（sro lo）浴；

麻风病（mdze dug）麝香、（獐）粪、童尿浴；

对珍宝毒用白陶土〔6〕和，

（地下）一肘深（的）土（在）尿中煮（后）浴、（捆）缚（bstam）；

第二（类），治疗寒病的热浴，

对肢体病和肿胀、冻伤

〔7〕摇动之后（再做）缚浴最有效；

干酒糟、鼠屎、酒煮当挂【指悬挂或贴在病处】浴；

（欲）拔（出箭）簇、（弹）丸（可用）山羊（粪）、鼠粪、（童）尿浴；

〔104B-8〕乌头（ra dug）、大蓟（spyang tsher）、（卵叶）橐吾（ra sho）、鼠屎（byi brun）〔按《四部医典》此作狼粪（spyang brun）〕和白蜜煮过水泛（chu log，指病名）、寒肿消。

对四肢黄水浮肿、水肿（sbos pa），

马、骡、驴的鲜肺（glo dron）【《四部医典》作 slo dron，为反刍胃中热的余草】浴〔2〕中入（gzhug）。

赘疣（rmen）、瘰疬（病，可将）鸽粪（用）酒煮浴；

消化癥瘕（可用）人头、腿肚肉、

羌（活）根、狼毒（用）酒煮浴中〔3〕入（bcug）；

大蓟、绢毛毛茛消石淋（rdo skran），

青蒿、甲竺（lca vbrum，玉竹）、鼠屎、白蜜和

姜（sga）和红柳（spos）配制浴中入（bcug）。

〔4〕对泻痢、疫疠、腿和骨痛，

（地下）一肘深（的）土（用）童便煮后入；

邪风（rlung vphyo）、癫厥【原作 bsnyo vbog，今按《四部医典》smyo vbog 译】、风热（用）诸心【此指各种动物的心

脏】浴；

骨痹【原作 rus rdem，今按 rus drem 译。】、[5] 急病
（tshabs nad）（用）人骨羌活浴；

对于各关节（rus tshig）焦烂（tshig pa）、刺痛，

（用）诸骨酒煮入浴时有效。

风肿（用）黑蜜（rdung ba）酒煮浴，

如此暗消（gsang vdul）用浴能消除。

第三（项）：开示浴疗的功德，

祛风、消肿、（能使）干消（的）诸（肌）肉（得到增）长。

《消除痛苦疗养医药·白部》（之）中（的）第二十四章
《最佳疗法浴疗部解说》完毕。

3.《四部医典》药浴译文节录

（本文据马世林、罗达尚等所译《四部医典》摘编）

药城的西边，有一座名叫马拉亚的大山。山上盛产六妙药，还有治一切疾病的五种寒水石、五种五灵脂、五种药河、五种温泉；红花满山，香气四溢。

《总则本·序言》

外治分为涂油、按摩、针灸、发汗、针刺、放血、温熨、药水浴等，可依次使用。

《总则本·治疗》

接着，明智仙长继续讲道："善哉！大仙请仔细听。关于药水浸浴疗法，从能不能用药水浸浴，药水浸浴的方法，功效

等几个方面讲述。

凡是四肢强直，瘰疬，疗疮，新旧疮伤，肿胀，驼背，骨内黄水病，一切隆型疾病等，都可以用药水浸浴疗法施治。

凡是瘟疫，紊乱证，浮肿，食欲不振，眼病，面部疾病，脚心和拇趾、手心等疼痛，睾丸疾病，心脏疾病，腹部疾病等，都不能用药水浸浴疗法施治。

方法：有药水浸浴疗法和缚浴两种。水浴法一般通用热水，主治疾病扩散、中毒证、陈旧热病扩散、瘰疬、陈旧创伤、内脏脓疡、脉病、肢体僵硬强直、驼背、身体消瘦等。如果不能治愈者，药用青蒿、杜鹃花、藏麻黄、圆柏枝、水柏枝配伍，熏浴施治。人骨、成熟的谷物配伍，药浴，能医治僵直证、隆型疾病扩散疼痛。青蒿、天然碱、酒糟配伍，药浴，主治陈旧创伤、四肢强直。

缚浴分寒、热两种。用各种谷物罨敷包扎，主治头部创伤，脉病蔓延。秦艽、犏牛粪、乳酪配伍，罨敷包扎，主治肿胀。各种花配伍，罨敷包扎，主治脉病扩散。青蒿、杜鹃花、藏麻黄、圆柏枝、水柏枝，或者用酒加獐粪煮热，罨敷包扎，主治白脉病和中风、肾脉疾病扩散。青蒿、独活、藏麻黄、甘松等用童便煎煮后，罨敷包扎，主治脉病蔓延、肿胀、僵硬强直。药用蒙古蒿、红景天配伍，罨敷包扎，主治浊热证扩散。山羊粪、麝香、童便配伍，罨敷包扎，主治麻风毒证。宝塔石灰、深一寸以下的土，用童便煎煮，罨敷包扎，主治宝石中毒。干酒糟、鸽粪用酒煮热罨敷包扎，主治寒性疾病、四肢肿胀、化脓。取出受伤留在体内的弹丸时，药用山羊粪、鸽粪、童便配伍，罨敷包扎，一把香、刺参、卵叶橐吾、狼粪、醪糟煎煮后，罨敷包扎，主治疗疮、寒性痞块。药用马、野驴、骡等的胃中余草，罨敷包扎，主治四肢黄水病、浮肿、肿胀。用酒煎煮鸽粪，罨敷包扎，主治淋巴腺炎。药用人骨髓、人头肌肉、小腿肚肌肉、独活、瑞香狼毒、酒煎煮后，罨敷包扎，主治瘰疬。刺参、绢毛毛茛、青蒿、玉竹、酒糟、鼠粪、干姜煎煮后，罨敷包扎，主治石痞。人骨与喜马拉雅紫茉莉配伍，罨敷包扎，主治骨关节痛风。各种心脏配伍，罨敷包扎，主治神经错乱、心悸、疯癫、昏倒。取地表一尺以下的土，加童便煮热，罨敷，主治瘟疫引起的脚痛、骨痛。酒煎煮各种骨，罨敷，主治关节刺痛。酒煎煮油渣，罨敷，主治隆型肿胀。

功效：药水浸浴法，可驱逐湿毒、黄水病、消渴病、发炎红肿等病，疗效显著。

《后序本·药浴》

结合内外及中层三种患病部位，调治热性痞块与寒性痞块。首先对于内部的热性痞块病，药用藏茵陈、波棱瓜、止泻木、三凉、岩精、广木香、荜茇、硼砂、海贝煅粉、诃子、煅寒水石取灰、雄黄、藏黄连、冬青煅灰等制剂加白糖令服，在临近的脉道针刺放血，视其病情采用脉泻或腹泻或药水浸浴施治。患于中层的热性痞块病，药用六妙药、诃子、白檀香、紫檀香、毛瓣绿绒蒿、船形乌头、藏茵陈、波棱瓜、止泻木、广木香、硼砂、光明盐、荜茇、白芸香、降真香、硫黄、犀角、细辛、淫羊藿的枯秧、猛兽骨、野牛角与野牛骨煅至微黄、煅寒水石等制剂加白糖令服，针刺放血，下泻，药水浸浴等按前方施治。患于外部的热性痞块病，药用艾叶、刺参、毛茛、牛膝、小茴香、老鼠粪等制剂，浸浴施治后，会出现化脓的现象，如果不能化脓，用前方下泻治疗，按照瘰疬温针施治。

肺脉痞块病，首先应该用药水熏蒸疗法调治，然后药用沙棘、余甘子、荜茇、广木香、甘草、土碱、蜂蜜制剂令服。

肾脏脂肪脉痞块病，首先应该采用药水熏蒸疗法，疼痛减轻、痞块软化时，可在兴浪穴针刺胫尾脉、踝脉放血。如果不能治愈，再以鸽粪、卷丝苦苣苔药水制剂浸浴，待化脓后，火灸断除残疾。

子宫痞块病，药用鸽粪、鼠粪、兰石草浸泡后烧热罨敷。三剂丸药破痞块，内服外浴断除后遗证。血脓腐物要排尽。

总之，隆型痞块应该以油疗法消除疾病；赤巴型痞块要下泻法治疗；血痞块用针刺放血以除病；脉痞块病用化脓法及药水浸浴，施治效果好。

《密诀本·痼疾痞块治法》

按照患病的部位治疗热证，肌肉皮肤热证以发汗与水疗法医治为宜；脉道热证以针刺放血泻脉施治；骨骼热证以罨敷和药水浸浴法祛病；五脏热证以散剂和针刺放血施治；六腑热证以下泻脉施治；骨骼热证以罨敷和药水浸浴法祛病；五脏热证以散剂和针刺放血施治；六腑热证以下泻法除病为宜。

扩散的热证有自然扩散证、随缘扩散证和超过时限扩散证等三种……扩散证若不收敛，虽然用药物施治，然而犹如驱散的野兽奔驰在原野，结果一只也未能捕捉到。对此类疾病，应该运用汤散药剂与饮食、起居等治疗方法平息隆以后，将疾病收敛在体内，再依靠药物医治，则好似向火上浇水一样。难以收敛者，应该采用脉泻、常泻及药水浸浴等疗法施治，效果良好。

手术外治有六种：针刺放血以清理脉道；发汗可通过毛孔排除热蒸；罨敷法可治急性刺痛；药水浸浴法专驱扩散热病，拍水法医治表热与丹毒；针灸法可封锁热疾的逃路。

药水浸浴治疗法有五种甘露水浸法、束浸法、蒸汽浸浴法、五行水浸法等。能医治热证散于肌肉、皮肤、脉道、骨骼等。沾水凉敷或浸洒，都医治表热证；未成型的并发热证不能用此方法。病势轻微的热证要从原路阻挡，使其返回；扩散的热证要收敛在体内；扩展的热证要歼灭丹毒，熄其火焰，陈旧热证应该开胃口。

《密诀本·热证的总治法》

药汗消化后，身体出了汗，用物覆盖脸面，汗既出透，用羊毛和面粉拭之以压风。如果汗难出时，则用灰条菜的蒸汽罨赋比较适宜。有的竟在药物未消化时，就用物覆盖患者的脸面，药的性能尚未发挥，病人的耐痛力也已耗尽，无汗又使疾病紊乱，病复发又有扩展。因此对发汗法必须向大众讲清楚，如果三日之内汗既发出，然后要找寻星光照射过的水，提满一、二、三瓦缸，依次在三日内浸润全身。

由于外缘疾病扩散，药用胆矾和酒制剂，肘头及膝头以下用水浸，其后翌日清晨胯肩以下沾水施治，再于次日清早全身沾水施治，以后药用三果、藏茵陈，煎汤温服……零星痛和刺痛，用药汽蒸治。

《密诀本·未成型热证治法》

沾水法，是在阳光和暖时，患者裸体坐在木板上，内服半普量星光照射过的水，然后喷洒患者全身。喷洒水时，注意不要让患者闭住气，此法专治扩散热疾。

《密诀本·热证扩散治法》

如果伏热降于骨，用五甘露方蒸汽熏治。

最后余热若不除尽，一旦遇到机缘时，犹如火石与火绒相击。因此，药用牛黄、檀香、三凉、甘草、葡萄、肉豆蔻、荜茇、石榴、桂皮、白糖制剂，养胃火，除余热；羊毛脂蒸汽熏浴施治，服用藏茵陈药油丸。

《密诀本·伏热证治法》

陈旧热证的治法分为总治法与具体治法两种。总治法中讲医理与对治。医理首先讲身体强硬以湿浸泡之；其次讲热浸要用水浸润；最后讲毒树需要连根拔除。

陈热散布于全身，为了收敛与分解病血与元气，药用三果、藏茵陈、木藤蓼煎汤晾凉经常令服，并用浸浴施治之。汗止，身体轻爽，胃口安宁。

陈热著于骨，药用三佳木八味方，五种陈骨煎汤蒸汽罨浴施治，肾脉针刺放血，下泻施治为吉。

《密诀本·陈旧热证治法》

浊热证着于骨，药用人骨甘露药汽蒸疗，常泻洗骨膜，在肾脉针刺放血，药用三佳木八味方干涸骨的浊热。

《密诀本·浊热证治法》

手术外治有针刺放血、下泻、罨敷、药汽蒸疗、沾水治疗等方法，医治内外扩散热证。

热证传于肾脏，开始药用檀香七味方，其次药用藏腰子粉，针刺胫尾与踝脉放血，最后用柏叶酥油方罨敷和浸浴，然后饮食须温性饮食，火灸肾窍。

热证传于肌肉，浸浴与针刺放血、敷糊药绷缠施治。热证传于骨节，红肿处用沾水法施治，夜间用湿沙、牛粪蒸疗，有时可用毡片蘸水包扎骨节，在热扩散之脉位针刺放血后，毡片蘸水施治。无热象病热小，肿胀松软，毡片蘸油水石罨敷以补虚；热面、油渣罨敷后，敷糊药缠之。

热证传于韧带，药用光梗丝石竹、天门冬、艾叶、天然碱、酒母，温水罨敷，在能忍耐的热水中浸泡，甘露药汽浸浴。

《密诀法·扩散热证治法》

肤色青，身体消瘦，胃口平顺，疫热外散，用沾水疗法医治……关节疼痛肿胀者，用浸浴疗法施治。

《密诀本·瘟疫证时疫治法》

天花未出时，周身肿胀，寒颤，药用甘草、牛乳煎汤涂抹身体，天花出而内陷或出齐后内陷时，要向外透引，药用野葱、青稞、白糖制剂令服。

饮食富有营养时，容易痊愈，面部花痂脱落时，童便洗涤，山羊脂肪与猪油、多刺绿绒蒿制剂擦涂。

天花降于眼时，用麝香、冰片制剂滴眼，或用小叶莲与乳汁制剂滴眼。又一方，熊胆、花蕊石、小蘗膏、黄铜、乳汁制剂，用翎毛擦拭。冰片、藏红花水洗眼，冷水罨敷。

《密诀本·天花疫病治法》

疾病复发的征象有扩散、体质衰微、游走、黄水等……扩散于脓液者，以洗浴和挤压、外敷、束缚等法医治。

《密诀本·喉蛾疔毒治法》

鼻疫用烘炒青稞或小麦的蒸汽熏治。

《密诀本·感冒疫疠治法》

由血引起的头部疾病，药用三果汤、针刺放血与沾水疗法施治。

《密诀本·头部疾病治法》

赤巴诱发的眼疾，刮去疹粒后用热水冲洗。

疾病蔓延至骨骼，在眼珠与四肢、关节、额角、眼眶皆疼痛，在囟门用三辛或者植物油热汽熏疗施治。

《密诀本·眼病治法》

对于喉疮和腺瘤，用罨敷、药浴、针刺放血施治后，再火灸医治，耳垂后下方火灸，断除其后遗证。所有的喉部疾病用药时，应该以诃子煎烧汤、甘药汤丸含化，鱼汤熏疗，肘面脉与前翘脉放血施治。

《密诀本·口腔病治法》

肺痨证，是痰液壅塞于肺，用茵陈蒿浸浴或药水沐浴之后，再用沙棘五味方，将痰液外引，痰色青灰，浓稠且多，此情况出现，疾病能医治。如果痰液引不出时，再次用药汽熏疗引痰下泻。

《密诀本·肺病治法》

肝病干喘证，药用棱砂贝母汤、白芷方下泻后，在短角穴少许针刺放血，浸浴疗法施治后，令服药油丸，火灸脊椎第九节。

《密诀本·肝病治法》

皮肤发痒，药用花椒、水菖蒲、姜黄、陈酥油、猪油制剂涂抹后晒太阳，如果膝盖、手背、脚背等肿胀时热水浴洗。

如肾漏水变血时，疾病已蔓延至肾脉或肝血下落，药用三凉、灵精、熊胆、哇夏嘎、肉桂、杜鹃花、白糖制剂令服。在短翅脉与大肠脉针刺放血，沾水疗法施治。

如果疾病扩散至上半身者，药汽蒸浴疗法与后颈脉针刺放血施治。

疾病下坠者，针刺放血与药汽蒸浴施治。肾痛风，药用刺芒龙胆汤下泻，药汽蒸浴疗法施治，螃蟹、菥蓂、蜂蜜，诸药为膏，内服；藏乌头花、各种谷物药汽蒸浴施治，在胫尾与大肠脉针刺放血。

《密诀本·肾病治法》

慢性鼻疸，用剃发及穿刺；山羊蜂窝胃里的草糜、山羊血、山羊脂肪、山羊鲜皮，敷于鼻部；同时食用山羊心、山羊肝、山羊脾；三日后用广木香、脂肪、牛乳制剂外敷；火灸脉门并用治虫药熏治。

急性鼻疸，下泻，针刺放血施治。药用山羊胃里的草糜、山羊血、狗粪、胶等制剂，涂在鼻腔外面，在头顶囟门处涂擦三甘药后，再用蜂窝胃包裹，九天后在皮肤变黑处用吸角吸吮，用鹿胃里的草糜、鹿血、脂肪熏蒸施治。

《密诀本·虫病治法》

肿闭证，用药水蒸汽法和罨敷法，并结合针刺放血施治，由下至上消肿。

《密诀本·尿闭证治法》

大便硬时，药用蔓荆子、三实、荜茇煎汤，沐浴、灌肠，向外引出疾病。

《密诀本·热性腹泻治法》

肌肉肿胀，筋络僵硬萎缩，或骨节疼痛，药用黄精、喜马拉雅紫茉莉、天门冬制剂蒸疗施治。

《密诀本·关节风湿病治法》

药物治疗方面，将刺芒龙胆、大黄、诃子、狼毒、瑞香狼毒、亚大黄、蔓荆子、黄水三药等浸泡在黄牛尿中沐浴施治。然后用脉泻法治黄水。

黄水扩散至肌肉、皮肤、脉道及骨骼时，采用药浴疗法施治，比较适应。然后再服用生等药油，断除后遗证。

《密诀本·黄水病治法》

热减退时，饮食红糖、酒，其作用犹如甘露。寒势大时，药用麝香、草果、竹黄、丁香、红花、肉豆蔻、小豆蔻、黄牛肾、广木香、诃子、红糖制剂令服，同时用诃子汤冷却后洗浴。

头部外脉患病，药用獐子粪熏蒸疗法施治。

胸部脉病……獐子粪熏蒸施治。

四肢白脉病用收敛膏施治。如果是热性加冰片，寒性加荜茇，制成拇指大小的丸药，山羊乳送服。獐子粪和五种甘露药熏蒸施治，何处患病即在何处针刺放血。疾病陈旧者，脉泻施治。消瘦时，药浴疗法施治，药用三果药油、草果、竹黄、丁香、红花、肉豆蔻、小豆蔻内服。筋络患病，药汁蒸汽熏疗，陈酒作饮料。

《密诀本·白脉病治法》

痒白疹，近处针刺放血、药浴疗法施治。皮肤瘙痒，用酒曲洗浴，山豆根、黑矾、芝麻、牛黄、酒曲制成膏剂，外敷或擦抹。

白马蹄煅灰、鲜酥油，或者小茴香、香旱芹、唐松草、白芥子、牛乳、芝麻，或者小蘖、槟榔叶、粉枝梅，或者槟榔叶、黄蜡、白芸香、有爪石斛、红糖、蜂蜜、酥油、黄牛溲，煎煮成浓汁擦拭，均能医治面痣、雀斑和粉刺，可使面容变如满月与白莲。

《密诀本·皮肤病治法》

脉痈疽加银，硼砂浸湿后熏疗施治。肌肉痈疽，药用五种甘露药熏疗施治。骨痈疽，用油渣或各种骨汤药浴施治。

内部痈疽成型后医治比较困难，因此，在疾病初期要加紧医治。首先要忌口守饥，药用川乌、酸藤果、止泻木、松节、黑胡椒煎汤令服。病势严重者，药用白芸香、离娄、诃子、藏黄连、荜茇、黄牛溲制剂洗浴施治。

隆型痈疽，外用洗浴，内服五根汤。

创伤痈疽，多针刺放血，注意洗涤，防止腐烂。总之，药浴与针刺放血效果显著。

《密诀本·痈疽疮疖治法》

二便闭者，牛奶、新酥油涂敷；蒺藜、油松、喜马拉雅紫茉莉，煎汤内服；温泉浴身，杜松药油涂敷。

《密诀本·痔疮治法》

服用分离汤及多次针刺放血后，下泻、脉泻等方法施治。外用岩精、水柏枝膏涂患处；五种甘露药物药浴消肿，或者用各种花制剂药浴施治。如果肿胀仍然不能治愈，药用臭当归、鸽粪、独活药浴，促使疾病成型后穿刺，外敷酒糟使之吸脓。如果由肿变硬时，仍然用药浴蒸疗化脓后，再用水银丸使脓液干涸，结合患病部位外敷散剂。

《密诀本·内脏脓疡治法》

如不能治愈时，火灸与药浴配合施治，化脓后按痈疽医治。

《密诀本·淋巴病治法》

赤巴型疝气，药浴，针刺放血，促其成型后按疮病医治。脂肪性疝气，药用香薷八味方熏浴。

《密诀本·疝气治法》

婴儿出生后立刻要祈愿祝福："我的宝贝，心肝所生；长命百岁，眼观百秋；高寿荣华，消灾灭病；积善招福，人才两旺；幸福安泰，吉祥如意。"

说完这些祝福语后，应该剪断脐带，其长度只留四指，令其不出血为善。然后用熏香水洗浴，舌面上用红花书写咒语，用麝香水加酥油蜂蜜喂服，然后让其吸吮母亲奶汁。

《密诀本·婴儿保育》

手术施治包括针刺放血、火灸、水疗与灌肠等。

上半身以沾水疗法施治。

寒性肝病，采用热性药物、饮食、药浴、下泻、火灸等方法施治。

若肺温热时，沾水，带油骨粉、各种花配制熏疗施治。

并发胆病时……热泻，采用饮食、药物、针刺放血、沾水疗法等方法施治。

腹部膜胀、下利、疼痛、泻出物少者，可用三果、诃子汤催泻……在四处鱼形肌用沾水法施治。

《密诀本·小儿疾病治法》

分温和与猛烈两种。所谓温和，先是以送替身、施食等禳解消灾，其次是居处、洗浴、药敷、佩带、熏治、药物、饮食等七项……洗浴是用腊肠果、油松、木贼、大托叶芸实、山豆根、蜀葵，煎汤温洗。

《密诀本·小儿邪魔病治法》

分洗润与油擦身体两种方法……洗润法可用洗浴与油疗，药物用诃子、大黄、肉桂，分别煎煮晾凉后混在一起，再加鲜姜、桂皮、牛膝、泽漆、光明盐、离娄等，诱发疾病下泻。

《密诀本·妇科病治法》

九种痞块证的治疗方法：各种花（酒浸泡）加鸽粪与油掺和各类谷物煎水沐浴，周身擦拭。

内服石榴散热制丸以破肿块，在踝脉针刺放血，洗浴施治消除残肿，然后药用五良药油，加黄精、天门冬、峨参、喜马拉雅紫茉莉、蒺藜散内服。

《密诀本·妇科具体疾病治法》

子宫脱垂，用温水、乳汁洗浴。

产后失血……或者雪鸡翎烧煅存性、蜂蜜、白糖、皮灰令服，在两腿肚与下半身用冷水沾洗。

《密诀本·妇科一般疾病治法》

分总治法与具体治法两种。总治法，首先应该疏通心窍，按摩、药浴、催吐、洗浴、针刺放血、下泻等方法施治。

《密诀本·神经错乱证治法》

若仍然不能治愈，让患者露胸坐在禾秸絮垫上，顶部盖上衣服，吹响海螺，假弃数日。此时……起居方面，注意清洁，不要在阴凉处坐，不要烤火，不要在烈日下曝晒，宜在温暖处休息，不要喧闹，宜安静。用冰片、牛黄、六妙药、檀香、白芸香、童便制剂洗浴施治。或者此方再加大蒜烧煅存性，酒制剂反复洗浴。总之，洗浴疗法是上策。

《密诀本·羊癫风治法》

病因与病缘是黄水，腹泻黄水、脉泻黄水、按摩、洗浴、准备等，皆与一般疾病的施治法相同。

成片麻木证，针刺后用吸血器向外引出疾病；或者用童便洗浴。

最后，药浴时以下泻和针刺放血为主，弃害从利，服用药油丸，才能根除疾病，延年益寿。

《密诀法·麻风病治法》

防止感染：分总防止法与具体防止法两种。总防止法是用油渣药浴和骨头汤化瘀，或者用各种毒热药洗浴热敷，或者以土糊调理陈久的创伤。

《密诀本·创伤治法》

内脉溃散时，颈项僵硬，转动困难，肌肉颤动肿胀，剧烈疼痛。对此证火灸脉络，三种药浴药熏熨。

《密诀本·头部创伤治法》

下体拖曳时，煎煮麝粪熏浴治疗；颈项僵直手臂失去功能者，药用侧柏、杜鹃花、藏麻黄、蒿、水柏枝水煎药浴施治。

《密诀本·颈部创伤治法》

箭头停留在要害处，而且又是较深的部位，手术难施治，可采用药物医治……又一方，蝙蝠肉和猪肉各一块，一升水共煮沸，蒸汽熏伤口，能引出箭头。

结合受伤部位施治：肌肉受伤时采用吮吸、罨熨、浴洗、涂贴等方法施治。

尾椎骨受伤，用火灸，侧柏、杜鹃花、藏麻黄、蒿、水柏枝制剂浴熨。或者用麝粪与刺柏热熨，在胫尾穴和大肠脉针刺放血，然后脉泻，在温泉浴洗施治。

陈旧脉证用侧柏、杜鹃花、藏麻黄、蒿、水柏枝制剂熏熨，脉泻、药浴施治断除后遗证。

脏器受伤，不能俯仰，用浸浴、针刺放血、手术施治是良策。

所谓外部蒸热用沾水法医治，是五天以后犹如太阳容易晒干露水一样，是使溃散至体表的蒸热随沾水化汽自行热熄汽散，如此施治热可顿减，很快会痊愈。

洗涤，热脓用冰片君臣方剂洗涤；寒脓用淡酒、天然碱水洗涤；一般用竹黄、熊胆、白糖水洗涤。伤口结痂时，可以取出引流导管，没有余疾，是伤愈的征象。如果洗涤过度，会伤肺，温失而寒象蔓延；洗涤不够时，腐坏的脓液排除不净。因此，在夏天每三天洗涤一次，在冬季每七天洗涤一次，比较适宜。

小肠下坠，用水和酒制剂洗涤，然后再用过滤了的三辛水洗涤，保温，趁热将腹壁脂肪纳入其腹中；用水击面部，在一惊之下引之入内。

最后断除后遗证……断除的方法：脏器疮伤发痒，禁忌热性饮食，进食凉性食物，药用黄丹、木贼、黄秦艽、鸽子髓、熊胆制剂洗涤伤口，针刺微血管放血，服用养肺药物。脉口开裂，清泻施治，各种胆用水泡制后外洗内服，近处的脉道针刺放血，火灸封闭脉道要隘，进食凉性饮食。

腐烂，药用天然碱、硼砂、广木香、诃子制剂洗涤伤口，用猪鬃刷子清除脓液腐肌，其后用冰片、檀香洗涤；硫黄药油和各种兽角煅灰，制膏罨敷。

《密诀本·上下体腔创伤治法》

中期疾病扩散，是黄水的时期……如果仍不能治愈，采用黑方剂药浴施治，即狗粪、瑞香狼毒、刺参、三毒药、四粪、紫草茸、安息香、生面粉、菜子油煎者熏浴罨敷。

脓液溃散传至骨上时，皱纹亦位移，肿盘小，疼痛剧烈，身体沉重，食欲不振，成熟的征兆不明显，对此证收敛施治为宜。药用干姜、陈酥油、人脂制剂外敷患处，药面团罨敷，从边沿用水浴聚扰法施治……肿硬疼痛时，释缚以药浴疗法施治。

用外敷施治新伤与肿胀，首先对新伤施行吮吸医治，用挤过的甜酒糟、狐狸粪、狼粪、狗粪制剂外敷，平息隆吮吸黄水。以后若出现肿胀现象时，糊贴、熏浴施治，其方剂有红色方与白色方、黄色方、黑色方、花色方共计五种。总的区别还是寒热两类，运用何种方剂，须仔细考虑，趁其软化时先烤热，再外敷绵羊乳酪，纸糊与毛绒糊之后，再用茅草包扎。

配制浸浴方剂时，捣成碎末，煎煮成汤，再用薄皮子包裹好热熨。或者用冷浴法。如此医治的功效是镇隆，吮吸黄水，消痈肿，清除血、赤巴和脉的热证。

所谓结合要害处施治，这是说如果伤及腓肠肌的诸要害处时，用药面团罨熨，或者用热吸法施治。如果不能治愈、药用浓酒糟、野艾、肾叶山蓼、干姜、荜茇、菜籽油、生面粉制成膏剂涂治。仍然不能治愈时，用各种动物的肌肉煎煮浴洗。

臀部水脉受损，药用药面团熨疗或用红色方剂药浴。

肾脉受伤，药用干酒糟、油渣煮水洗浴施治；如果不能治愈者，热药摊糊和温浴施治。

培根型肿胀严重时，难消散……或药用瑞香狼毒、当归、侧柏、青蒿、鸽子粪制剂熏浴。

热性肿胀用干糊药物施治时，蒸汽大而发热红肿，须在近处脉穴针刺放血，穿刺和沾水疗法施治，或者用天然碱水洗涤，角制吸器吮吸引流。

寒性肿胀……再用酒煎煮干酒糟与鼠粪熏疗法施治，同用鱼鹚焦毛、乌鸦粪、喜鹊粪、鹞子粪、胡麻油配制涂抹，再用花方剂药浴化脓，甘露灰药、黄牛腐脑、三辛、焦面粉、浓酒糟、植物油配制涂抹，能使一切脓病化脓。

伤及关节肌肉时，肌肉受损传至经脉，伤热著骨，过早地药浴施治或针刺放血过迟等都是化脓的原因。

骨热证，用凉敷、水淋法和凉药调理。

手术断除脓液，有敷糊、系缚、洗涤、针刺放血等方法。

敷糊法又分阳糊与阴糊及重糊三种；系缚法，结合肌肉缝隙与关节生脓的部位，从其边缘系缚施治；洗涤时，首先用天然碱水洗涤，其次再用竹黄、熊胆、白糖配制洗涤，最后用红花、熊胆水洗涤。

糜烂化脓，以洗涤和药物断除脓液。

中部化脓，药物洗涤与系缚包扎法断除脓液。

对此内部脉泻，服用石榴五味方，进食新鲜有营养的食物；用花色方剂药浴洗伤口。

寒性石肿，症状是肿胀坚硬，呈现灰白色，不发热，剧痛，穿刺时无脓液，犹如生蔓菁一样。对此，用酒煎煮各种肉热浴熏熨。

疔痈，症状是肤色红紫，肿胀严重，腓肠肌上呈现黑白水泡，发热，汗毛倒伏。对此用铁粉方消散或以脂方浴治。

寒性腐肿，症状是肿象严重、微热、肤色灰白且空虚，脓液少，轻微疼痛。对此，用药面团罨敷，青蒿煮水洗涤。

溃疡，症状是残肌犹如嚼烂的韧带一样，伤面蔓延，脓液多，腐烂，恶臭。对此首先用酒糟、乳酪止腐烂，天然碱水洗涤伤面后，再用胆液洗伤口。

脉道要害处溃散，分近溃散与远溃散两种……远溃散是隆脉的疾病，肌肉皱褶脉与关节等处左右上下交错肿胀，也可分为寒热二证……特别是热溃散要采用吮吸与浸浴、针刺放血、药物等方法收敛。寒性溃散用涂治与浸浴和饮食医治收敛。

腹腔失散生腺瘿，不论是表层腺瘿或者是深部腺瘿，都是由于隆逃遁而产生的，漩聚而动，有锦缎、鸽子颈般的花纹。如果穿刺施治，由于隆散失而流血不止，因而不可穿刺；药用侧柏、杜鹃花、藏麻黄、青蒿、水柏枝五种甘露罨敷。

由于黄水之故，韧带僵硬或萎缩，不能屈伸，对此无法
医治。如果医治稍有效果，首先用热水浸浴，然后用各种花配
制、药浴施治；或者用干酒糟、马粪、野驴粪、绵羊粪熏熨施
治；或者用酒煎煮牛尾蒿、紫檀香、水柏枝药浴施治；晚间药
浴，白天按摩，进食肉与酥油、红糖、酒等有营养的食物。然
后用羊毛脂方剂卷搓，饮酒至醉助舒展，略见效果时，须练习
屈伸，用洗涤、涂抹、热疗、按摩等方法施治。如果疾病蔓
延，临近处针刺放血，药浴施治。

《密诀本·四肢创伤治法》

对烟雾毒用六种主药配成散剂或汤剂再加川乌、五灵脂施
治，或六种主药配伍药浴施治后熨疗，内服三红药油。阳光毒
和湿气毒用甘露蒸汽药浴施治后，身体部分疼痛肿胀是奏效的
征象，然后内服六味主药药油、按摩，从内至外进行医治。童
便、人中黄取汁，红花、麝香、阿魏、大蒜配伍洗涤施治。

毒证着于骨，艾灸会使疾病蔓延，一时发不出汗者，汽浴
施治，如果仍然很难发汗时，可在天然温泉浸浴施治。

断除后遗证，饮食起居适当而疾病复发时，要用药械反复
施治……严重者清泻施治后，需要在温泉浴洗，病势中等者药
浴，轻者须发汗施治。

《密诀本·中毒证治法》

如果疮疤肿胀时，用油陈骨、油渣、贝壳为剂浴洗罨敷。

《密诀本·天然毒证治法》

摄取四露五精的精华，滋补身体。土的精华岩精，能滋
补肌肉；石的精华寒水石，能滋养骨质；木的精华红糖，能增
强体力；花的精华蜂蜜，能滋润肤色；草的精华白酥油能滋补
精气。柏子仁、黄花杜鹃、麻黄、青蒿四药，冬不干枯，能增

强体力，延年益寿。取以上九种精华，能医治危及生命的九种疾病，退去老相，恢复青春，肢如雄狮，力如大象，色泽如孔雀，行动如骏马，寿比日月。

《密诀本·防老》

又一方，用陈旧的菜籽油周身外涂，再按摩施治，熬煮油渣饼及陈骨在疼痛处蒸汽熏疗；熬煮各种杂骨蒸汽熏疗，将其膏脂涂周身后再按摩施治。此种油疗与罨敷，能止痛祛风，能治疗一切僵直或蜷缩等疾病，增强体力，提升胃温，能医治干瘦病。

概括地说，隆病的治疗方法是这样的：对于僵尸隆病，应该采取油疗法和药汽蒸疗法医治。干瘦隆病，涂油罨敷、脉泻之后，补充以水浴疗法。

《密诀本·隆病治法》

水，分为雨水、雪水、河水、泉水、井水、咸水、森林中的水等七种，依次前者为上品，后者为下品。天空中的雨水无异味而有香味，其性能凉而轻，与甘露一样，为上品；雪山上流下的雪水其质优良，能降胃火；蓄积的水能引起虫病、腿部象皮病、心脏病的发生。总之，经过风吹、日晒，清洁地方的水是好水，沼泽水、苔藓丛生的泉水、树木杂草丛生阴影笼罩着的水、咸水等都是下等水；其味苦，能诱发疾病。凉水能治昏迷、头晕、酒病、口渴、发热、呕吐、血病、赤巴病等。水煮沸后其性温热，助消化，止呃逆，能治培根病、腹胀、呼吸困难、初期感冒、初期瘟疫等；凉开水能治赤巴病而不诱发培根病。开水放一昼夜后，犹如毒液，能诱发许多疾病。

《论述本·食物》

手术治疗方面，进行沐浴和按摩。

《密诀本·补阳》

暑季里阳光非常炎热，体力消耗很大，要服用甜味食物，主要应吃轻、油、凉性效能强的食物。要放弃咸、辛、酸性食物，减少活动，不在太阳下久停，用冷水洗澡，酒里掺点冷水后饮用。

《论述本·季节性的起居行为》

禁食的方法有药物调理与峻泻两种。失去调和平衡者，使其调和平衡，方法应从饮食、起居、药物、外治等四方面医治……体质强壮者，宜在白天、夜晚大部分时间作体力活动使之出汗，同时还可用火灸、罨敷法、药汽蒸疗法、针刺放血等外治方法。

《论述本·两种治法》

外治方面，当发汗时，应以凉水洗浴，哪一处脉旺时，即在该处放血，配合使用冷敷。

《论述本·特殊治法》

起居方面，禁忌晒太阳、烤火、发怒、过度劳累等，在凉爽处居住，沐浴或洗头，衣着清洁。

如果不能治愈者，用桶酥、大蒜、盐、温水制剂洗浴后外敷，上述药剂在太阳光下晒后，用指甲搔之，赤巴竟出，此时，用刺柏、杜松、豆叶、盐等制剂外敷后在太阳光下曝晒，然后用指甲搔之，如此反复医治，黄水可除。如果仍然不能治愈，可用离娄、白芷、诃子等制剂加芸香、草决明、冬葵子令服以泻疫；在肝脉和脾脉、黄水脉、胆脉等处多次针刺放血；药水浸浴后，内服降真香药油滋补剂有益……赤巴著于骨，内服藏茵陈下泻汤与冰片二十五味方，并应进食性质清凉的食物，以药水浸浴，效果良好。

《密诀本·赤巴病治法》